COME GUARIRE DAL DIABETE

Un programma rivoluzionario che ti permetterà di sconfiggere il Diabete e darà al tuo corpo salute, energia e vitalità straordinarie.

Matt Traverso

TESTIMONIANZE

"Matt, ho iniziato il tuo programma 8 giorni fa e i miei valori glicemici sono scesi da 250 a 98! Non potrei essere più felice! Un'altra cosa, ho avuto problemi di vista per molto tempo e in questi giorni è migliorata notevolmente e adesso ci vedo molto meglio!
Grazie di tutto Matt."

Ivan

"Caro Matt, sono qui seduta con le lacrime di gioia e gratitudine infinita. Aver trovato il tuo libro è stato un miracolo, perché era proprio ciò di cui avevo bisogno. Ogni fibra del mio essere è in armonia con la saggezza delle tue parole. Grazie per aver scritto questo libro eccezionale e per aver aggiunto molti anni alla mia vita."

Sandra

"Caro Matt, ci tengo a farti sapere che quando ho iniziato il tuo programma 10 giorni fa la mia salute era in pessime condizioni: avevo gravi problemi di diabete e problemi ai reni - ho rischiato la dialisi e di peggio. Ma non appena ho iniziato il tuo programma, ho ottenuto subito un netto miglioramento: i miei valori glicemici ematici si sono normalizzati e ho perso 11 chili in soli 10 giorni! Matt ti sarò per sempre grato! Grazie! Grazie! Grazie!"

Andrea

"Quando ho iniziato il tuo programma circa due mesi fa il mio tasso di zucchero nel sangue era di 332 e i miei reni erano in brutte condizioni.
Proprio oggi ho ricevuto i risultati dai miei ultimi esami e posso riportare che il mio livello di glucosio è 110 e le funzioni renali sono lievemente elevate.
A proposito, dimenticavo... quando ho avuto la diagnosi, pesavo 120 chili e la mia pressione era alta. Adesso peso 90 chili e la mia pressione è normale.

Grazie per tutto il tuo aiuto. Io e la mia famiglia te ne saremo per sempre grati."

Leon

"Caro Matt, quando ho iniziato il tuo programma circa un mese fa il mio tasso glicemico era sopra i 300, adesso i miei valori sono regolarmente sotto i 100! Il tuo programma mi ha dato tutte le informazioni e l'energia per trasformare radicalmente la mia vita e adesso so veramente cosa significa essere in salute e in forma. Grazie di tutto Matt!"

Nicola

"Ciao Matt,
Volevo farti sapere quanto ho apprezzato il tuo supporto e preziosi consigli che mi hanno guidata verso il prendere il controllo della mia salute. È difficile esprimere a parole il valore delle risposte che ho cercato di trovare per tantissimo tempo e che tu mi hai così semplicemente fornito.

Questo è stato un dono di Dio, grazie infinite per avermi aiutato a trasformare la mia salute."

Fiona

"Caro Matt, ti scrivo per dirti che dopo aver seguito il tuo programma "Guarire dal Diabete", in base agli esami che ho fatto di recente (incluso la curva da carico glicemico) è risultato che il diabete non c'è più, è completamente sparito e sono felicissima! Grazie infinite Matt."

Marilena

"Ho avuto il diabete di tipo 1 per 9 anni, e non sono mai riuscito a tenerlo sotto controllo. Dalla comunità medica non ho trovato nessun aiuto. Mi hanno soltanto sempre detto di fare come dice il medico.
Adesso che ho letto il tuo libro e ho iniziato questo nuovo programma, i miei valori di glicemia sono migliorati nettamente, ho perso 10 chili, il mio bisogno di insulina è sceso di oltre due terzi e mi sento benissimo.

Grazie tanto per avermi ridato la mia vita."

Alex

"Ho letto recentemente il tuo libro e mi devo congratulare per la qualità straordinaria dei contenuti. Il tuo libro ha radicalmente cambiato la mia vita e il modo in cui vedo la salute. Sono profondamente grata della tua scoperta di queste informazioni e per volerle condividere con il mondo."

Augusta

"Non riuscivo a far scendere i miei valori di glucosio sotto i 300 sebbene prendessi vari medicinali. Dopo aver seguito le informazioni contenute nel tuo libro, è sceso a livelli normali nel giro di due settimane! Il mio medico è rimasto scioccato.
Grazie Matt, il tuo libro mi ha ridato la mia salute!"

Laura

"Caro Matt, ho seguito la tua guida per circa 3 mesi. Ho perso 16 chili, le mie funzioni epatiche sono normali, i livelli di zucchero nel sangue sono normali, la mia energia non è mai stata così alta e mi sento magnifica. Il tuo libro ha cambiato la mia vita."

Anna

"Avevo ventun'anni, giocavo a football ed ero molto salutare quando mi fu diagnosticato il diabete di Tipo 1. Non volevo ascoltare la mia fidanzata che mi supplicava di cercare un trattamento olistico, in quanto ero determinato a seguire gli ordini del mio medico convenzionale; dopo tutto, lui sapeva meglio di chiunque cosa fare. Beh, sei medici e ventisette anni dopo, il diabete stava gravemente mettendo a dura prova il mio corpo stanco e in sovrappeso. Mi erano venuti problemi ai reni e l'alta pressione, e trascorsi 5 giorni in cura intensiva con livelli di glucosio nel sangue superiori ai 1,100.
Ma questo non era il peggio. Il peggio arrivò quest'anno, quando a mia figlia di nove anni è stato diagnosticato il diabete di Tipo 1. Rifiutandomi di accettare questa "condanna a morte diabetica" per Molly, e senza mai aver smesso di pregare per la mia

guarigione, mia moglie iniziò a cercare alternative. Così ha trovato il programma del Miracolo del pH, e abbiamo subito messo in pratica i princìpi, iniziando con un buffet di liquidi, insieme agli integratori, e adottando una dieta alcalina. Mia figlia ed io abbiamo monitorato regolarmente i livelli di glucosio nel sangue e del pH.

I risultati sono stati impressionanti. Il bisogno di insulina per Molly è sceso sistematicamente, e certi giorni non ne ha affatto bisogno. In modo simile anch'io ho ridotto per più del 50% il mio bisogno di insulina. Ho anche perso 23 chili e ho potuto smettere di prendere le medicine per l'alta pressione nelle prime sei settimane!

Questa è stata una grande benedizione per tutta la nostra famiglia. Non ho mai immaginato una gioia più grande del recuperare la mia salute, tranne il sapere che mia figlia non soffrirà mai ciò che io ho sofferto."

Stephen

La parte più bella del tuo programma è la qualità di vita che ho adesso e che pensavo non avrei più riavuto. La mia paura di morire, è stata sostituita da una gratitudine di vivere. Sono così contento di aver trovato il tuo libro Matt, grazie."

Robert

"Grazie per aver creato quest'opera che ha profondamente cambiato la mia vita. Il tuo libro è totalmente illuminante. Mi ha fatto capire tantissime cose ed è stato di importanza determinante per la mia salute. Dio gliene renda merito."

Ernesto

Disclaimer

I contenuti di questo eBook sono destinati ad uso esclusivamente informativo e didattico.

Questo materiale è stato scritto con lo scopo di divulgare informazioni didattiche e scientifiche raccolte attraverso studi ed esperienze dell'autore, operatori socio-sanitari, scienziati, nutrizionisti ed esperti sostenitori del diritto della salute.

Le informazioni contenute in questo eBook non sono intese a diagnosticare, prevenire, trattare o curare malattie, e le tecniche, i materiali e i concetti presentati non sono da considerarsi una forma di cura delle malattie o di problemi di salute.

Prima di intraprendere una qualsiasi decisione relativa alla tua salute, alla dieta o all'esercizio, si raccomanda fortemente di chiedere il consenso e il consiglio del tuo medico di famiglia.

L'autore declina ogni responsabilità, diretta o indiretta, in merito alle scelte che puoi fare dopo aver preso visione delle informazioni contenute in questo eBook e dopo esserti consultato con un medico di fiducia. Le informazioni qui contenute possono non trovare riscontro nella medicina ufficiale o non essere condivise da alcuni medici. Sono tuttavia ben documentate e supportate da molti medici, studiosi e operatori socio-sanitari.

Ringraziamenti

Voglio innanzitutto esprimere la mia più sincera gratitudine a tutte quelle anime coraggiose che hanno ricercato questi insegnamenti e li hanno messi in pratica. Meritate la mia stima più grande.

Pensando a tutti i grandi maestri che mi hanno aiutato in questo progetto, mi viene in mente una citazione di Isaac Newton: "Se ho visto più lontano (degli altri), è perché stavo sulle spalle di giganti".

Sarò eternamente grato a tutti i miei maestri da cui ho avuto il privilegio di imparare nel corso degli anni e con cui talvolta ho avuto l'onore di lavorare, in particolar modo il dr. Robert O. Young, Anthony Robbins e i dottori Gabriel Cousens, T. Colin Campbell, Gary Null, Bruce Lipton, Dean Ornish, William Ellis, Frank Oski, Theodore Baroody, Bernard Jensen, Neal Barnard, Dennis Courtney, Neal Secrist, Fredrick Vagnini, Ron Rosedale, Andrew Weil, Julian Whitaker, Mark Hyman, Richard K. Bernstein e Fereydoon Batmanghelidj.

Ringrazio per il loro lavoro all'avanguardia i microbiologi Antoine Bechamp, Claude Bernard e il Dr. Guenther Enderlein.

Voglio inoltre ringraziare alcuni studiosi e professionisti della World Class Health sulle cui "spalle" mi sono appoggiato, tra cui il Dr. Earl Mindell, il Dr. Isaac Jennings, il Dr. Norman Walker, il Dr. Samuel S. Epstein, il Dr. Ruth Winter, Steven Denk, e il Dr. Sheldon Saul Hendler. Tutte queste persone sono coinvolte nello sviluppo dei principi e delle pratiche qui descritti.

Infine, sono grato a tutti i miei clienti, i miei amici e la mia famiglia. Il vostro amore è la mia vita.

TABELLA DEI CONTENUTI

INTRODUZIONE

Caro Amico,

Se ora stai leggendo queste righe ... considerati molto fortunato!

Il mio nome è Matt Traverso e lo scopo della mia vita è di creare un intero nuovo paradigma per la salute, la felicità e la libertà delle persone.

Sono particolarmente elettrizzato dall'opportunità di poter finalmente condividere con te tutto questo.

Era da un bel po' che desideravo scrivere per te questo libro, alla fine mi ci è voluto molto più tempo di quanto mi aspettassi, poiché ho continuato a fare modifiche e a rifinire la stesura e il formato del documento. Il motivo è che…

Le informazioni che stai per leggere in questo manuale hanno il potere di TRASFORMARE COMPLETAMENTE la tua vita, in un modo che non puoi neppure immaginare.

Le informazioni contenute in questo manuale hanno aiutato pazienti considerati terminali a diventare persone piene di vita, di forza e di salute. Hanno aiutato milioni di persone in tutto il mondo a guarire dal cancro, da malattie di cuore, dal diabete, dal colesterolo, dall'artrite, dall'osteoporosi e da innumerevoli altre patologie croniche.

Hanno rafforzato il sistema immunitario delle persone rendendole praticamente immuni alle malattie e donando loro un'incredibile energia quotidiana. Ho personalmente applicato questi principi nella mia vita, e mi hanno dato un tale livello di energia e vitalità che non avevo mai neppure provato prima!

E proprio in questo momento, mentre scrivo queste parole, provo un profondo senso di gratitudine per il livello di salute che ho avuto la gioia di raggiungere e per l'opportunità che ho adesso di condividere questo messaggio con te.

Nelle pagine che seguono ti illustrerò dei metodi pratici e comprovati, da applicarsi passo dopo passo, attraverso i quali sia tu che la tua famiglia potrete raggiungere un livello di salute ottimale e **LIBERARVI TOTALMENTE** e una volta per tutte dalle malattie e dalla paura di ammalarvi o stare male.

Molte delle informazioni che sto per condividere con te, non trovano riscontro nella medicina ufficiale, ma capisci bene anche tu che un'idea non può essere ritenuta vera solo per il fatto che la maggioranza la condivide. Sappi comunque che tutto ciò che affermo si basa su numerosi studi scientifici e sull'esperienza personale di centinaia di persone.

Il mio obiettivo in questo momento è quindi di fornirti queste informazioni in modo che risultino facili da comprendere, ma che abbiano allo stesso tempo un impatto straordinario su di te, affinché tu possa ricordarle meglio e USARLE per cambiare la tua vita. Dopotutto a cosa serve l'ispirazione se non viene resa pratica con l'*azione*?

Quindi, allaccia la cintura di sicurezza. "Svuota la tazza" come dicono i maestri Zen. La tua vita sta per trasformarsi in modo talmente rapido da sembrare impossibile!

IL TUO TESORO PIÙ PREZIOSO

Fermati, e pensa per un secondo a quanto magnifici siano i meccanismi che regolano il tuo corpo…

Senza nemmeno che tu ci debba pensare, e nonostante tutte le richieste che costantemente gli fai, il tuo corpo produce miliardi di nuove cellule ogni secondo, ti permette di udire, di toccare, di vedere, di odorare, di gustare… regola la tua temperatura… governa quella straordinaria macchina così incredibilmente potente che noi chiamiamo cervello…

Il tuo corpo è il risultato di milioni di anni di perfezionamento evolutivo. Al suo confronto ogni tecnologia sviluppata dall'uomo è un'inezia.

È un organismo creato in modo meraviglioso, in grado di auto-curarsi, regolato da un delicato e perfetto equilibrio.

Tuttavia la maggior parte di noi dà questo miracolo per SCONTATO!

Anzi, peggio ancora: ne abusa!

Sappi questo: si finisce SEMPRE per pagare il prezzo (o per raccogliere i frutti) delle scelte che operiamo nel corso della vita.

ONORA il tuo corpo, RISPETTALO. Il tuo corpo è il tuo TEMPIO.

NON prendersi cura del proprio corpo è un'offesa alla vita stessa.

È ARRIVATO IL MOMENTO DI FARE UNA SCELTA: SCEGLI LA SALUTE

In ogni momento della tua vita devi operare delle SCELTE: cosa mettere in boccca, se fare esercizio fisico o meno, se fumare, assumere droghe, bere alcolici, mangiare carne… o no.

Stai per scoprire che la differenza tra la salute e la malattia… è una SCELTA.

TU cosa scegli?

L'EPIDEMIA DEI GIORNI NOSTRI

STA RAGGIUNGENDO UN PUNTO CRITICO

Nonostante i notevoli progressi nel campo della scienza e della tecnologia, la specie umana non è mai stata così malata.

- Una persona su 2 muore di malattie di cuore.

- Una persona su 3 muore di cancro.

- Ci sono al mondo 153 milioni di persone che soffrono di diabete. Ogni 10 secondi nel mondo qualcuno muore di diabete.

- 43 milioni di americani soffrono di artrite. Un individuo su 5 in Europa è in trattamento cronico per reumatismi e artrite. Il 12% della popolazione in Italia è affetta da malattie reumatiche.

- 28 milioni di americani e 5 milioni di italiani sono affetti da osteoporosi.

- Il 64% della popolazione americana è in sovrappeso. Il 34% degli italiani pari a circa 18 milioni di adulti, è sovrappeso e circa il 10% pari a quattro milioni è obeso.

- 42 milioni di persone nel mondo ad oggi convivono con l'AIDS.

- 121 milioni di persone nel mondo soffrono di depressione.

Il 95% degli americani muore a causa di una malattia cardiaca, di cancro o di diabete (tra l'altro, queste patologie sono prevenibili, riconducibili allo stile di vita e all'alimentazione dieta).

Se tu che stai leggendo in questo momento conduci uno stile di vita simile alla media molto probabilmente QUESTI sono i risultati che devi aspettarti.

> **Negli Stati Uniti il costo della cura dei pazienti rappresenta un giro d'affari di oltre 3 mila miliardi di dollari nel 2016, ed è il settore economico in più rapida espansione.**

Nonostante vengano spesi miliardi di dollari per scoprire rimedi contro il cancro, questa malattia è arrivata ad essere oggi la seconda causa principale di decessi nel mondo industrializzato, salendo nella graduatoria dall'ottava posizione che ricopriva nel 1970. Un bambino sotto i 3 anni ha una possibilità su 2 di sviluppare il cancro durante il corso della sua vita.

Questa situazione è semplicemente terribile e del tutto insostenibile.

Fin dagli anni '70 gli Stati Uniti hanno speso più per combattere il cancro che per qualsiasi altra cosa, fatta eccezione alla spedizione dell'uomo sulla luna.

Ben poche persone sono state guarite con i metodi convenzionali e ora il cancro è un'epidemia.

Nonostante gli Stati Uniti siano, tra tutti i paesi del mondo, il paese che più spende, pro capite, in campo sanitario, occupa solo il 37esimo posto nella graduatoria mondiale della "performance complessiva del sistema sanitario", elaborata dalla Organizzazione Mondiale della Sanità (OMS, o WHO in inglese *World Health Organization*) – l'agenzia delle Nazioni Unite specializzata per la salute.

COSA STA SUCCEDENDO?

C'È UN'EPIDEMIA CHE GRAVA SU DI NOI!

PERCHÉ NESSUNO DICE NIENTE A RIGUARDO??!

PERCHÉ NON NE SENTIAMO PARLARE TUTTI I GIORNI AL TELEGIORNALE???

UNA VISIONE PIÙ GRANDE

Come ho accennato precedentemente, il tuo corpo è il risultato di milioni di anni di perfezionamento evolutivo. È un organismo creato in modo meraviglioso, in grado di auto-curarsi, regolato da un delicato e perfetto equilibrio.

IL NOSTRO CORPO: LA METAFORA DELL'AUTOMOBILE DA 2 MILIONI DI ANNI

Immagina, se vuoi, di guidare un'automobile che ha 2 milioni di anni. Una vettura naturale, organica, che vive, che respira…

Per 2 milioni di anni il carburante che ha alimentato questa vettura è stato:

➢ acqua
➢ semi
➢ noci
➢ bacche
➢ erbe
➢ radici
➢ frutta
➢ verdure
➢ cereali

QUESTO in sostanza è il carburante utilizzato da quest'auto.

INOLTRE, QUESTO è il carburante su cui il suo intero sistema è basato. Infatti il suo sistema è COSTITUITO da tutti questi elementi.

Poi, improvvisamente, dopo 2 milioni di anni… quell'auto cambia il tipo di carburante, e per gli ultimi 100 anni questa macchina utilizza una nuova, moderna miscela di:

➢ zucchero
➢ dolci
➢ biscotti
➢ patatine
➢ cioccolato
➢ caffè, tè, coca-cola

- grassi e oli
- sigarette
- alcool
- aceto
- farmaci
- caffeina
- sostanze chimiche, pesticidi e conservanti (in enormi quantità)
- carne (in grande quantità)
- latte, formaggio, gelato
- carboidrati raffinati senza ALCUN valore nutritivo (riso bianco, farina bianca, zucchero bianco, pasta, pane…) ecc.

Cosa pensi succeda a questo "veicolo"?

ESATTO, **SI GUASTA.**

Quindi lo porti dal meccanico, giusto?

E secondo te, è nell'interesse del meccanico andare a ricercare la FONTE del problema (il carburante scelto) per risolverlo?

… o pensi che ti darà solo il rimedio che ti serve in quel momento per far tornare l'auto a funzionare ancora per un po'?

Dopo tutto sei una persona impegnata, ci sono tanti posti in cui devi andare, hai tante cose da fare e al momento stai soffrendo e sei "immobilizzato", per cui hai bisogno di un <u>rimedio</u> il prima possibile… Tu stesso gli chiedi un "rimedio".

E questo è ciò che il meccanico ti offrirà, né più né meno.

Un "rimedio".

O meglio: un "rimedio" immediato.

(Tuttavia, non durerà a lungo…)

Pensaci molto attentamente. COSA DOVRESTI FARE ?

Qual è la cosa INTELLIGENTE da fare ?

Portare periodicamente l'auto dal meccanico, o ripulire il serbatoio e usare un carburante più pulito ?

Per qualsiasi problema relativo alla salute, tutto quello che i media o i medici (il "meccanico") sanno dire è: *prendete questa o quella medicina.*

È semplice: vai dal "Dr. TiRimettoInPiedi" e ti prendi una pillola che ti faccia di nuovo sentire bene...

Certo: si prendono le medicine per far scomparire il sintomo...

Ma cosa si fa per risolvere la RADICE del problema?

LA METAFORA DELLA ZANZARA E DELLO STAGNO PUTRIDO

Se si uccidono tutte le zanzare attorno allo stagno con un insetticida, le zanzare spariranno per un po'.

Ma dal momento che l'ORIGINE del problema c'è ancora (quel putrido, disgustoso stagno dove le zanzare trovano il loro nutrimento e un terreno favorevole per depositare le uova), *le zanzare torneranno!*

Lo stesso vale per il tuo corpo!

Devi estirpare L'ORIGINE, LA RADICE dei tuoi problemi di salute.

In definitiva, tutti i disturbi di cui soffri sono causati da una disfunzione all'interno del tuo corpo.

Le malattie non sono altro che degli avvertimenti che ci segnalano che qualcosa di importante sta avvenendo internamente, che qualcosa non è in equilibrio.

Deepak Chopra parla di questo come della "*violazione* delle semplici leggi della natura che regolano il funzionamento del nostro corpo".

Le società più ricche (ossia: più industrializzate e moderne) registrano le più alte percentuali di casi di cancro, diabete, malattie cardiache, artrite, osteoporosi, sclerosi multipla, affaticamento cronico, fibromialgia, ecc., nonostante i miliardi spesi dall'industria farmaceutica per quelle che vengono definite "cure".

Nel 1905 meno del 5% della popolazione moriva di cancro, malattie di cuore o diabete. Oggi, più del 90% muore di queste malattie.

Dunque, le società più "moderne" sono le più malate del pianeta.

Hmm. Interessante.

Mi chiedo perchè.

LA VERITÀ È CHE...
NON SEI IN EQUILIBRIO

Ora conduciamo uno stile di vita "snaturato".

Ci sono in media più di 1500 sostanze chimiche presenti nel nostro corpo che fino a 50 anni fa non esistevano. Ci riempiamo di tossine attraverso il cibo, l'acqua, l'aria, i prodotti di igiene personale e le medicine che ingeriamo e utilizziamo.

Molto semplicemente, se il delicato equilibrio che regola i sistemi del nostro corpo viene "alterato" a causa del nostro stile di vita moderno innaturale, ci AMMALIAMO.

Le nostre malattie non sono altro che un SINTOMO di questo squilibrio.

Se adotti uno stile di vita salutare (una dieta sana, riposo, esercizio fisico, purificazione e disintossicazione, ecc.), ridonerai al tuo corpo il suo naturale equilibrio. Questo è ciò di cui si occupa la medicina olistica.

Le cure "olistiche", "complementari", "alternative" esistono da millenni, e FUNZIONANO davvero.

Adotta uno stile di vita sano, e vedrai che NON ci sarà nessuna possibilità che tu soffra dei disturbi elencati sopra.

Ciò che scoprirai presto in queste pagine è che tali problematiche sono strettamente collegate allo stile di vita e all'alimentazione.

Eppure non se ne parla molto spesso in questi termini in televisione. Come mai?

Ecco la SCIOCCANTE RISPOSTA...

GUARDATI DALL'IPNOSI CULTURALE

"Iniziamo prima ad osservare i fatti, e poi potremo ricercarne la causa."

— Aristotele

Viviamo in una condizione di ipnosi culturale che ci ha insegnato che siamo fragili.

Ci hanno condizionati a tal punto da farci credere che le cose succedono per caso.

Ci hanno *condizionati* a tal punto da farci sentire "in pericolo".

Ci hanno *condizionati a tal punto da farci credere* che i farmaci siano l'unica soluzione alla malattia.

Io sono qui per ricordarti la verità. TU NON SEI FRAGILE. La verità è che il nostro stato naturale è sentirsi bene, forti e in salute.

Siamo geneticamente programmati per essere del tutto SANI e stare BENE. Tu sei il risultato finale di decine di migliaia di generazioni di esseri umani, l'apice della perfezione evolutiva... Sei un "campione della genetica"!

La maggior parte di noi crede che il nostro corpo sia costantemente attaccato da microbi, germi, virus...

La nostra società nella sua totalità è stata portata a credere che la maggior parte delle malattie e dei disturbi siano causati da agenti esterni che "attaccano" il nostro corpo.

Tutto questo non è vero.

La verità è che la salute viene da dentro, e sempre da dentro la si perde.

Abbiamo avuto la verità a portata di mano per millenni, ma ci è stata tenuta ben nascosta in nome dei soldi e del potere (poiché è nell'interesse di certe persone farci sentire vulnerabili).

Il punto è che la paura ci fa comprare e consumare praticamente qualsiasi cosa.

Far vivere le persone nella paura VENDE! Vende medicine, quotidiani, fa aumentare gli indici di ascolto in televisione…

I canali televisivi, le stazioni radio, i quotidiani e le riviste vengono pagati con miliardi in pubblicità per condizionarci. NON credere a NIENTE di quello che dicono i media!

Per esempio, una settimana sì e una no si sente al telegiornale che questa o quella industria farmaceutica sta per scoprire la cura contro il cancro…

Già, la cura contro il cancro è proprio dietro l'angolo…

Questa messinscena va avanti da più di 50 anni! È una vergogna! Nient'altro che una manipolazione.

IL MERCATO DEI FARMACI

"L'inizio della saggezza consiste nel chiamare le cose con il proprio nome."

—Proverbio cinese

La causa fondamentale. Ecco da dove comincia tutto.

Ricorda: il tuo non star bene è un *sintomo* che indica che *qualcosa di molto importante* sta accadendo dentro di te.

I farmaci hanno un effetto a breve termine, agiscono sulla causa apparente del tuo disagio, sul *sintomo*.

Non farti trarre in inganno: la vera *origine* del problema è il modo in cui vivi la tua vita.

È triste, ma il 99% della gente vive come addormentata in una sorta di sonno profondo.

Ignari di quello che sta realmente accadendo.

Hai visto il film "Matrix"? Milioni di esseri umani che PENSANO di vivere la realtà, mentre invece stanno solo vivendo un'illusione, ingabbiati, "ammassati" e sfruttati.

Sto per metterti di fronte alla scelta pillola azzurra/pillola rossa…

"È la tua ultima occasione. Se rinunci non ne avrai altre. Pillola azzurra, fine della storia. Domani ti sveglierai in camera tua e crederai a quello che vorrai. Pillola rossa, resti nel Paese delle Meraviglie e vedrai quant'è profonda la tana del Bianconiglio."

– Morpheus, in "Matrix".

La medicina ufficiale (detta anche medicina ortodossa o allopatica) elimina i sintomi utilizzando sostanze tossiche (farmaci) a dosaggi non immediatamente letali.

> **Test di tossicità.** Una delle prove più comuni per verificare il grado di tossicità di un farmaco è quella della LD 50 (LD50 sta per Lethal Dose Fifty Percent). Dosi crescenti di sostanza chimica o farmaco sono somministrate agli animali, di solito cani e ratti, fino a quando il 50 percento dei soggetti non muore. Quel dosaggio è designato LD50.
>
> *Dossier pubblicato su Orizzonti Nr. 93 - dicembre 2002*

Questo approccio non solo non agisce sulla causa del disturbo, ma non cura nemmeno il paziente. Anzi, con l'uso di farmaci il disturbo viene solo mascherato temporaneamente, e allo stesso tempo penetra in profondità nel corpo… per ricomparire in seguito in forma più grave e cronica.

Non pensare però che la differenza tra la medicina allopatica e quella alternativa consista semplicemente in una divergenza di opinione sull'origine delle malattie. Assolutamente no! In realtà esiste un progetto ben pianificato ed organizzato dalle aziende farmaceutiche internazionali che utilizzano le istituzioni politiche per *scoraggiare e sopprimere qualsiasi terapia alternativa EFFICACE che non preveda l'uso di farmaci.*

Mike Adams, difensore del diritto alla salute del consumatore nonché esplicito critico delle aziende farmaceutiche, ha dichiarato che **l'industria farmaceutica sta impunemente uccidendo cittadini** statunitensi.

Secondo le sue parole: "*L'industria farmaceutica nel suo complesso, comprendente i **colossi farmaceutici** monopolistici e la **FDA** [Food and Drug Administration], loro collegata nella cospirazione, è palesemente diventata la singola principale minaccia per la salute e la sicurezza della popolazione statunitense.*

*Tuttavia la **FDA continua ad imporre** come non mai **sempre più farmaci** ad un numero sempre più consistente di cittadini, con la concomitante presunzione che questi farmaci siano sicuri ed efficaci quando, in realtà, non sono né l'una né l'altra cosa. L'industria farmaceutica odierna **costituisce una imponente frode perpetrata** a danno del popolo degli Stati Uniti, sorretta da procedure commerciali illegali, operato monopolistico ed una vera e propria **condotta criminale da parte della FDA**.*"

Fonte: NewsTarget, 22 febbraio 2007, http://www.newstarget.com

Ma perché tutto questo?

Perchè vogliono fare in modo che la gente torni da loro per ulteriori cure e farmaci.

Un paziente *guarito* è un guadagno perso. Un paziente malato che sta "parzialmente meglio" è un paziente *trattabile*. Trattare i pazienti significa sottoporli a visite mediche periodiche e continue prescrizioni di medicinali.

Per cui, un paziente trattabile è una *continua fonte di guadagno*, una "mucca da mungere".

Moltiplicalo per qualche centinaia di milioni di persone e ti farai di sicuro un'idea del perché vogliano tenere la gente all'oscuro. I profitti derivanti dalla cosiddetta "industria della salute" sono *esorbitanti!* (Glenmullen, Berkson, Breggin, 1991, 1998, Moore 1995, 1998, Epstein, Haley, Fagin, Moss, Cohen, Wolfe)

Multinazionali, Governi e OMS: questi sono gli ostacoli alla salute.

L'Organizzazione Mondiale della Sanità (OMS) è lo strumento che permette alle multinazionali di raggiungere i loro scopi e i loro profitti commerciali.

Il "complesso industriale-governativo" è sempre presente qualunque sia il sistema che si studi. A volte in maniera sottile, a volte palese, ma è costante. Cerchiamolo e lo troveremo.

Il suo motto è il seguente:

PIÙ PAZIENTI CI SONO
PIÙ SPESSO SONO MALATI
PIÙ A LUNGO SONO MALATI
PIÙ SI GUADAGNA
Fonte: http://www.mednat.org

> Prima di continuare tengo a precisare che, **sebbene io creda nella ricerca medica**, non condivido l'operato dell'establishment medico e dell'industria farmaceutica, che danno più importanza ai propri guadagni e al mantenimento del proprio status quo piuttosto che alla salute e al benessere delle persone.
>
> **La medicina ufficiale non va alla radice dei problemi di salute. I medici, per quanta cura e attenzione si prendano dei pazienti, sono purtroppo stati abituati a trattare le malattie prescrivendo medicinali.**

L'approccio della medicina ufficiale consiste nel dare sollievo temporaneo senza però mai andare ad indagare le vere cause della malattia. In questo modo il paziente è costretto a sottoporsi a visite mediche periodiche e a recarsi regolarmente in farmacia per comprare i farmaci. Il gioco è tutto qui, chiaro e semplice.

Ci sono tante alternative naturali che funzionano molto bene e costano davvero poco (in confronto alle cure ufficiali), che l'industria medica, la Food and Drug Administration (FDA) e l'industria farmaceutica cercano di tenere nascoste con qualsiasi mezzo. La ragione è ovvia: le terapie alternative che non usano sostanze chimiche rappresentano per le aziende farmaceutiche una potenziale perdita di miliardi di dollari.

"L'individuo è cieco di fronte a una tale cospirazione, poiché è talmente agghiacciante da non ritenerla possibile."

—J. Edgar Hoover, direttore dell'FBI

Attraverso massicce attività di marketing e operazioni pubblicitarie le masse hanno subìto un vero e proprio lavaggio del cervello, a causa del quale ora credono che SALUTE e CURE MEDICHE siano sinonimi, mentre in realtà è esattamente il contrario: <u>la medicina moderna è diventata la causa principale delle malattie ai giorni nostri</u> (Dr Null, Dr Dean, Dr Feldman, Dr Rasio, Dr Smith). Gli Stati Uniti sono il paese che fa uso di più medicinali in assoluto, e ironicamente è una delle nazioni più malate al mondo.

PERCHÉ?

Come le industrie farmaceutiche sono riuscite a controllare i media e la gente

http://www.safe2use.com/lawsuit/about_chemical_companies/med
ical-fraud.htm

Ecco una sensazionale rivelazione che svela ciò che sta realmente dietro a questa cospirazione.

Hans Ruesch, studioso di storia medica e autore di fama mondiale, nel suo devastante trattato *"Naked Empress or The Great Medical Fraud"* (1992) documenta ampiamente il modo in cui l'industria farmaceutica agli inizi del secolo sia riuscita a imporre il proprio controllo sugli ospedali, le università, gli istituti di ricerca e altre istituzioni. Questo libro va assolutamente letto. *"Naked Empress"* svela le frodi e la grandissima corruzione del mondo della medicina, della scienza, dell'industria, del governo, dei media e di altre organizzazioni. L'importanza di questo libro non può essere enfatizzata abbastanza.

In *"Naked Empress "* Ruesch cita un altro importante trattato dal titolo *"La storia dei farmaci"* (1949), scritto dal giornalista americano Morris A. Bealle. Secondo Bealle "La più grande e spietata unione industriale d'America, l'impero Rockefeller" (costruito sull'azienda Standard Oil) agli inizi del secolo aveva mostrato interesse nel commercio dei farmaci, dopo aver ottenuto profitti da capogiro mettendo in commercio delle bottiglie contenenti petrolio chiamato Nujol e facendole passare per una cura contro il cancro e più tardi contro la stipsi.

Nel 1939 venne creato il "Drug Trust" dall'alleanza tra le due più grandi coalizioni mondiali della storia, l'Impero Rockefeller e l'azienda chimica tedesca I.G.Farben. I profitti derivanti dai farmaci da quel momento subirono un'impennata di proporzioni gigantesche, tanto che nel 1948 divenne un'industria da 10 miliardi di dollari annui.

Il passato discutibile della I.G.Farben è sottolineato dal fatto che durante la seconda guerra mondiale costruì e gestì un immenso impianto chimico ad Auschwitz sfruttando il lavoro dei deportati.

Furono circa 300.000 gli operai dei campi di concentramento che lavorarono negli stabilimenti della I.G.Farben ad Auschwitz, di cui circa 25.000 vi persero la vita; inoltre molti di loro vennero brutalmente uccisi durante i vari test sui farmaci. Dodici tra i dirigenti della I.G.Farben vennero condannati al carcere al processo di Norimberga per i crimini di guerra con le accuse di riduzione in schiavitù e maltrattamenti.

La Hoechst e la Bayer, rispettivamente la più grande e la terza più grande azienda di commercio di farmaci nel mondo, discendono dalla I.G.Farben. Nel settembre del 1995, la Hoechst mise Friedrich Jaehne, giudicato colpevole di crimini di guerra dal tribunale di Norimberga, a capo del suo reparto di sorveglianza, e un anno dopo la Bayer fece lo stesso con Fitz ter Meer, giudicato colpevole dei medesimi reati.

In merito alle mosse di Rockefeller atte a "influenzare" le università di medicina e gli enti pubblici negli Stati Uniti, Bealle scrive:

"L'ultimo rapporto annuale della Fondazione Rockefeller ha calcolato l'ammontare delle donazioni fatte alle università e agli enti pubblici negli ultimi 44 anni (dal 1948), che in totale superano il mezzo miliardo di dollari. Questi istituti ovviamente trasmettono ai loro studenti le informazioni secondo la tradizione della casa farmaceutica Rockefeller. In caso contrario non ci sarebbero più donazioni, proprio come non è stata mai fatta alcuna donazione a nessuna delle 30 università di medicina alternativa degli Stati Uniti."

Le attività "didattiche" dei Rockefeller non si sono limitate solo agli Stati Uniti. Nel 1927 hanno fondato il Consiglio Internazionale dell'Educazione (International Education Board), che ha "donato" milioni di dollari a università e politicanti stranieri, ovviamente alle solite condizioni.

Mentre queste ingenti somme di denaro venivano "donate" alle università che promuovevano l'uso di farmaci, le imprese

Rockefeller si espandevano a livello mondiale, e già 40 anni fa erano così forti che Bealle scrisse:

"È risaputo che Rockefeller ha creato e sviluppato il più vasto impero industriale e finanziario mai concepito da una mente umana, basato sui profitti del petrolio della Standard Oil.

Il fulcro di questo gigantesco impero industriale è la Chase National Bank con 27 filiali a New York e 21 in altri paesi stranieri (ora chiamata Chase Manhattan Bank con più di 200 filiali negli Stati Uniti e all'estero), che investe non poco del suo capitale nell'industria farmaceutica. I Rockefeller posseggono il più grande complesso di aziende farmaceutiche al mondo, e si servono di tutte le proprie altre imprese per incrementare il consumo di farmaci."

I media non sono poi così indipendenti

L'enorme influenza che i Rockefeller hanno sui media ha avuto un ruolo molto importante nelle manovre che essi hanno messo in atto per rendere la gente dipendente dai farmaci. Ruesch commenta:

"Era stato messo in piedi un vero e proprio sistema con l'obiettivo di "educare" gli americani e renderli farmaco-dipendenti attraverso la scuola, la pubblicità diretta e l'influenza esercitata sui media dai profitti derivanti dalla pubblicità ."

Un articolo della rivista Advertising Age mostrò come all'anno 1948 le più grandi compagnie avessero speso un totale di 1.104.224.374 dollari in pubblicità su quotidiani, riviste e alla radio, quando il dollaro valeva ancora un dollaro.

Questa esorbitante somma, di cui le imprese del binomio Rockefeller-Morgan (passati interamente nelle mani di Rockefeller dopo la morte di Morgan) controllavano circa l'80%, era usata per manipolare le informazioni pubbliche sulla salute e in materia di medicinali, allora come oggi.

Chi ha a che fare con notiziari indipendenti che vanno contro gli interessi di questo monopolio prima o poi si troverà di fronte un "muro" insormontabile.

È facile per le grandi agenzie pubblicitarie far arrivare alla gente le notizie che vogliono diffondere e allo stesso tempo nascondere quelle scomode. Attraverso un'indagine condotta dalla rivista *Columbia Journalism Review* nel 1978 si è notato che nei 7 anni precedenti in nessuna delle principali riviste che pubblicizzavano sigarette vi era alcun accenno ai danni causati dal fumo.

Persino i quotidiani più autorevoli dipendono dalle proprie agenzie di stampa per quanto riguarda le notizie a livello nazionale, e un caporedattore non ha motivo di sospettare che in uno solo dei tanti argomenti trattati agenzie quali la Associated Press, la United Press International o l'International News Service possano censurare delle informazioni riguardanti la scienza medica.

Eppure questo è ciò che accade regolarmente. [Enfasi aggiunta]

Ruesch dimostra come il Drug Trust abbia ottenuto il controllo dei media internazionali appena citati, e spiega:

"In questo modo il monopolio Rockefeller si assicura il favore delle agenzie di stampa e giustifica tutte le informazioni false sui vari sieri e sulle cure mediche definitive contro il cancro, che sarebbero "dietro l'angolo" e che vengono diffuse senza pudore direttamente dai quotidiani americani ed esteri.."

Perciò sui quotidiani continuiamo a trovare pubblicità a favore dei farmaci e delle loro presunte qualità, nonostante 1,5 milioni di persone solo negli Stati Uniti siano finite in ospedale nel 1978 a causa degli effetti collaterali provocati dalle medicine, e malgrado le ripetute affermazioni di medici illuminati che sostengono che i prodotti farmaceutici in vendita siano inutili e/o nocivi.

Tra le tante pubblicazioni che appartengono al Drug Trust dei Rockefeller troviamo le riviste *Time, Readers Digest* e *Newsweek* e l'*Enciclopedia Britannica,* che incoraggiano costantemente il consumo di farmaci.

Food and Drug Administration (FDA) al servizio di chi ?

Senza tralasciare nulla, Ruesch mostra come il Drug Trust, per salvaguardare i propri interessi, piazzò degli infiltrati tra le alte cariche delle università e degli enti governativi. Parlando della FDA Ruesch accusa:

"Molti anni fa venne approvata una legge molto valida atta a tutelare gli americani dal cibo manipolato e dalle tossine contenute nei medicinali, e quando questo accadde il Drug Trust riuscì ad arrivare fino agli uffici governativi, che furono accusati per aver varato la legge."

Ruesch cita Morris Bealle, il quale scrisse che la FDA "è lo strumento principale della corruzione nella giustizia, con il quale vengono fatti tacere tutti coloro che mettono in pericolo i profitti del Drug Trust".

Ruesch poi continua:

"Apparentemente la FDA non solo chiude un occhio sulle violazioni del Drug Trust di cui è al servizio (come nel caso delle morti di massa provocate dal "ginger jake"), ma si dà particolarmente da fare ad estromettere dal business tutti i concorrenti del Trust, come i commercianti di quei prodotti terapeutici naturali che migliorano la salute della gente e di conseguenza fanno diminuire gli introiti del Drug Trust…"

E la situazione è praticamente identica in tutti gli altri paesi industrializzati, specialmente in Gran Bretagna, Francia e Germania occidentale.

La Guerra non dichiarata alla medicina naturale

In un articolo del *Civil Abolitionist* giustamente intitolato "FDA: successore o precursore della Gestapo?" si riportava che il 6 maggio del 1992 la clinica di Jonathan Wright MD, un nutrizionista molto quotato, fu aggredito da 22 uomini armati poichè curava i suoi pazienti con sostanze sicure e naturali che la FDA non gradiva. Durante l'attacco "modello SWAT" gli uomini armati buttarono giù la porta d'ingresso a calci, puntarono le loro armi contro lo staff e rinchiusero i pazienti in un'altra stanza, per poi confiscare le cartelle dei pazienti, le attrezzature, i documenti dell'attività e i rifornimenti di vitamine. Al tempo dell'articolo la FDA non aveva ancora archiviato le accuse contro il dott. Wright.

Durante lo scorso anno si sono verificati degli episodi simili contro tre produttori di integratori vitaminici: Allergy Research, Thorne Research e Highland Laboratories.

In Australia, in seguito a un'abrogazione dell'Articolo 1, il Decreto di esenzione di sostanze terapeutiche, in programma per il gennaio 1994, limitava fortemente l'accesso ai rimedi naturali da parte dei terapeuti, mettendo a rischio l'esistenza della professione stessa e dei produttori dei rimedi terapeutici naturali.

Funzionari FDA corrotti

Nel numero di agosto-settembre 1992 la rivista *NEXUS Magazine* scrisse che per una questione di documentazione pubblica la FDA aveva assecondato le seguenti pratiche:

* La FDA riceve molte delle cosiddette "donazioni per la ricerca" proprio da quelle aziende farmaceutiche che la FDA stessa controllerebbe.

* Il continuo migrare di alti e medi funzionari che lasciano la FDA per occupare posizioni prestigiose sempre in quelle medesime aziende farmaceutiche.

* Attualmente 150 dei massimi funzionari della FDA possiedono una discreta quantità di azioni investite nelle suddette aziende farmaceutiche.

Associazione Americana degli "Omicidi" (American "Murder" Association)

Secondo Morris Bealle in prima linea nello schieramento del Drug Trust c'è la AMA, il cui acronimo secondo le dichiarazioni del Dr. Richard Kunnes durante un convegno della AMA non dovrebbe significare *American Medical Association* (Associazione Americana di Medicina), bensì *American "Murder" Association* (Associazione Americana di "Omicidi"). Quando la FDA vuole estromettere dal business un'organizzazione indipendente si rivolge alla AMA, la quale manda in giro qualche "esperto" di turno che, pur non avendo la minima conoscenza in merito al prodotto sotto esame, ne attesta la mancanza di proprietà terapeutiche.

Bealle cita un esempio in cui la AMA chiamò dieci di questi ciarlatani a testimoniare in tribunale per sostenere che "il corpo umano non ha bisogno delle vitamine", per far chiudere bottega a un distributore indipendente di vitamine naturali.

Il cartello farma-medico fu riassunto da J.W.Hodge, Dottore in Medicina, a Niagara Falls, N.Y., con queste parole:

"Il monopolio della medicina, chiamato usando un eufemismo Associazione Americana di Medicina, non è semplicemente il monopolio più crudele mai organizzato, ma anche il sistema più arrogante, pericoloso e dispotico che abbia mai controllato un popolo libero in questa o qualsiasi altra epoca. Qualsiasi terapia in cui vengono impiegate sostanze naturali per curare i malati verrà sicuramente attaccata e denunciata dagli arroganti capi della AMA come falsa, come frode o come imbroglio. Ogni specialista dell'arte della guarigione che sceglie di non allearsi con il monopolio medico viene etichettato dai medici del Trust come un "pericoloso ciarlatano" e impostore. Un qualsiasi professionista che voglia provare a guarire i malati con metodi naturali, senza ricorrere al bisturi o a farmaci e vaccini contenenti sostanze altamente tossiche, si vedrà subito assalito da questi tiranni e fanatici, verranno denunciati, calunniati e perseguitati senza tregua." (Per ulteriori informazioni http://www.afn.org/~govern/rockefeller.html).

Scioccante, vero?!

Se non ti senti totalmente indignato, non hai fatto abbastanza attenzione!

Con un commento insolitamente sincero per un alto funzionario governativo, il **Dr. Herbert Ley, ex-commissario della FDA, ha dichiarato:**

> *"La cosa che più mi disturba è che la gente pensa che la FDA la stia proteggendo. Non è così. Quello che sta facendo in realtà la FDA e quello che la gente pensa stia facendo sono due cose diverse come il giorno e la notte."*

Se vuoi andare ancora più a fondo e scoprire le vere motivazioni dell'FDA, non dovrai scavare molto in profondità per scoprire quali interessi stia tutelando, e non sono certo i tuoi.

Sai, il complesso medico/industriale americano fu organizzato intorno all'American Medical Association, formata da imprese farmaceutiche con lo scopo di manipolare il sistema legale.

Questo complesso, controllato dalle aziende farmaceutiche, è diventato un business da mille miliardi di dollari l'anno.

Comprende anche molte agenzie assicurative, la FDA, l'Istituto Nazionale della Salute (NIH), i Centri per il Controllo delle Malattie (CDC), ospedali e strutture universitarie di ricerca, tutti manipolati dalle industrie farmaceutiche.

Ecco qualche interessante statistica: l'insieme dei PROFITTI delle DIECI società farmaceutiche più importanti - secondo la "Fortune 500", la classifica delle aziende americane di maggior successo - ammontano a 35,9 miliardi di dollari e sono **SUPERIORI** alla somma dei profitti di **tutte le altre 490 aziende**, che è pari a 33,7 miliardi di dollari!!

Ma ti rendi conto?! Ripeto: **le dieci principali case farmaceutiche guadagnano più di tutte le altre aziende della classifica messe assieme!!** E in queste 490 aziende è presente anche la Apple e la Microsoft! (www.imshealth.com)

Stanno commercializzando i loro farmaci in maniera sempre più spietata, fanno pressioni ancora più forti per estendere i loro monopoli sulle medicine più vendute, e investono sempre più soldi in campagne politico-propagandistiche.

Fai bene attenzione: alla Big Pharma (l'industria farmaceutica) non interessa trovare la causa contro il cancro, l'AIDS o il diabete: per loro le persone che comprano i medicinali non sono pazienti, sono CLIENTI.

I clienti portano profitti. Queste gigantesche Società per Azioni sono legalmente responsabili dell'aumento dei loro introiti e di quelli dei loro azionisti.

Se si trovasse la cura contro il cancro, i guadagni precipiterebbero e le industrie farmaceutiche verrebbero estromesse dal mercato.

Queste società e altri enti come la FDA sanno bene che **la guarigione significherebbe la fine del business.** *Non potrebbero sopravvivere se la gente non si ammalasse.*

Big Pharma non vuole una vera cura, non la troveranno MAI. Guarire la gente non paga, mentre il "trattamento" sì, dove per "trattamento" si intente prescrivere farmaci ai pazienti.

"Trattamento" significa alleviare temporaneamente i sintomi di un problema, vera cura vuol dire invece trovare la causa del problema e rimuoverla, e i farmaci sono fatti apposta per "trattare", non per curare o prevenire, rendendo il paziente dipendente a vita.

Proponendoci il "trattamento" come unica alternativa possibile ci stanno derubando, ed è arrivato il momento di svegliarci e di fare scelte migliori.

"Questo è il mondo che ti è stato messo davanti agli occhi per nasconderti la verità"

—Morpheus, in 'Matrix'.

SVEGLIA!

Il noto economista Paul Zane Pilzer, nel suo eccellente libro "The Next Trillion Dollar Economy" (www.paulzanepilzer.com), mette in evidenza l'operato mafioso delle società farmaceutiche, e le ritiene responsabili di aver creato la disastrosa situazione sanitaria che affligge l'America attualmente.

Vuoi fare il loro gioco, arricchire le industrie farmaceutiche lasciando che trattino i sintomi dei disturbi che tu stesso ti sei procurato con il tuo stile di vita, o vuoi assumere piena responsabilità, riconoscere la verità e liberarti dalle malattie?

TUTTO CIÒ CHE SAI SULLA SALUTE È SBAGLIATO

Ora ti prego di dimenticare tutto quello che pensi di sapere sulla salute.

La maggior parte delle cose che sai e che pensi di sapere sono sbagliate. Sfatiamo insieme questi miti che ci stanno uccidendo come società.

Ci vogliono far credere che siano i germi e i virus a causare le malattie.

Cosa dovremmo fare allora?

Evitare o "uccidere" i germi, così forse riusciremo anche ad evitare la malattia.

Ci hanno insegnato che malattie come il cancro e il diabete semplicemente compaiono senza motivazione apparente e che l'unica soluzione è la medicina o la chirurgia, sempre se siamo fortunati!

Non ci sentiamo padroni della nostra salute, e così la mettiamo nelle mani di esperti, sperando che se mai un giorno dovessimo ammalarci, questi siano in grado di guarirci e di farci vivere più a lungo.

Del resto, non avendo idea di cosa fare, è una gran bella cosa che ci siano tutti questi esperti e ricercatori in campo farmacologico che ci aiutano…

Beh, permettimi di farti una domanda: quante delle "medicine miracolose" che in teoria avrebbero dovuto farci stare meglio non hanno funzionato ? Quante di queste ci sono state consigliate dai cosiddetti "esperti" ?

Ascolta: quando si tratta della tua vita, il più grande esperto sei TU, mettendo alla prova se un approccio davvero funziona, e non semplicemente limitandoti a fare quello che fanno tutti gli altri.

Se fai quello che fanno gli altri avrai quello che hanno gli altri, e sai qual è la situazione generale ? Non è di certo bella! Una persona su due muore di malattie cardiache e una su tre muore di cancro!

Dobbiamo pensare con la nostra testa, distinguerci dagli altri, non possiamo semplicemente accettare passivamente quello che si beve la maggior parte delle persone.

Dobbiamo diventare CRITICI!

Voglio puntualizzare che questo NON è un attacco alla professione medica. I medici sono così pieni di attenzioni! Si prendono immensamente cura del prossimo e ci mettono anima e corpo nell'aiutare gli altri a stare meglio, spesso anche a discapito della loro stessa salute, dei loro bisogni e delle loro famiglie.

Dovremmo provare compassione per i medici. Andate a vedere a cosa va incontro un dottore medico durante il suo percorso di studi. Che esperienza avvilente! È incredibile quello che devono superare per poter raggiungere il loro desiderio di poter aiutare gli altri.

Anche il tirocinio è un'esperienza durissima, progettata appositamente per spingere gli studenti più deboli al loro limite fisico, in modo che una volta diventati dottori siano in grado di gestire e reggere la tensione di una reale situazione in cui c'è di mezzo la vita delle persone. Forse le intenzioni sono buone, ma l'ambiente in cui vengono formati i dottori di solito non è per niente sano!

Durante il tirocinio i giovani dottori vengono caricati con una mole di lavoro enorme, e iniziano fin da subito ad usare ogni tipo di stimolante (cioè sostanze chimiche) per stare svegli fino a tardi a studiare.

La scuola per medici è un'esperienza distruttiva e disumana, tanto che gli studenti non hanno nemmeno il tempo di fermarsi un attimo e chiedersi se quello che stanno facendo abbia alcun senso.

In aggiunta a tutto questo, la durata attuale della metà del corso di studi di medicina è 4 anni, il che significa che un dottore che esce dalla scuola adesso conosce un 50% in più di medicina rispetto a un altro che ha finito 4 anni prima. Poi con così tanti pazienti da visitare, raramente i medici hanno tempo per approfondire le proprie conoscenze.

Come si tengono "aggiornati" i medici ?

Ogni anno nascono tantissimi farmaci nuovi, e non c'è modo per i medici di stare al passo, per cui vengono principalmente aggiornati sui progressi in campo medico dai rappresentanti delle case farmaceutiche!

Ovvio, il 70% dei farmaci attualmente in commercio non esistevano nemmeno 15 anni fa. Qualcuno deve pure informarli, e tutto questo succede a un ritmo incredibile!

Il Dr. Jerry Avorn, professore di medicina presso la Harvard Medical School, afferma:

"Troppo spesso i medici ricevono le informazioni da fonti sponsorizzate, che sembrano provenire da gruppi di ricerche interessati al bene pubblico, mentre in realtà sono attività commerciali molto ben mascherate."

Il Washington Post riferisce che uno studio condotto dall'università di Washington pubblicato sulla rivista della American Medical Association conferma che la pubblicità dei farmaci influenza molto negativamente la medicina in America e spiega come questa ne venga *traviata*. Per molti medici l'industria farmaceutica è la prima fonte di informazioni.

Una serie di studi ha confermato senza ombra di dubbio che i medici sono più influenzati dalla pubblicità dei farmaci che dalla letteratura scientifica, anche se quando vengono confrontati su queste questioni, spesso sono inconsapevoli di essere stati influenzati da fonti non scientifiche, o semplicemente non lo vogliono ammettere.

Le aziende farmaceutiche corrompono molti medici

> *"Ogni parola, ogni cortesia, ogni regalo e ogni pezzo di informazione fornita è attentamente studiata non per aiutare i medici o i pazienti, ma per allargare le quote di mercato dei farmaci-obiettivo."*

— Guido Giustetto

Una delle ragioni principali per cui il sistema sanitario è un tale "mattatoio" è che l'istituzione medica si è lasciata comprare dall'industria farmaceutica.

> **Le industrie farmaceutiche hanno sempre spinto i medici ad usare farmaci.**

L'istituzione medica lavora a stretto contatto con le multinazionali farmaceutiche, il cui obiettivo principale è il PROFITTO, e il peggior incubo un'epidemia di buona salute.

La priorità è VENDERE farmaci, e per raggiungere tale scopo tutto è lecito, menzogne, frodi e mazzette.

Per un commerciante di farmaci il dottore è "il primo anello della catena grazie al quale il medicinale finisce direttamente dal produttore al consumatore". **Ogni medico può prescrivere LEGALMENTE QUALSIASI farmaco per QUALSIASI uso.**

Ovviamente il 100% dei costi dei farmaci con ricetta medica inizia dalla prescrizione del dottore.

Ai medici vengono fatte donazioni per la ricerca, regali e generosi incentivi, e chi fa il maggior uso di questi farmaci è la gente, dai bambini agli anziani, che DEVONO essere *accuratamente curati*… ad ogni costo!

Fu nel 1850 che il primo "uomo al dettaglio", come vengono soprannominati in America i rappresentanti delle case farmaceutiche, bussò alla porta di un medico, e ora, dopo un secolo e mezzo, questi rappresentanti sono diventati i "bombardieri strategici" della medicina.

Fanno la loro comparsa, cambiano le abitudini dei medici in fatto di prescrizioni (meglio di qualsiasi articolo scientifico) per poi sparire di nuovo.

Attualmente negli Stati Uniti ci sono circa 100.000 rappresentanti di medicinali (quasi il triplo rispetto ad appena 10 anni fa) che fanno visita a migliaia di medici ogni giorno per "educarli" in merito a prodotti nuovi o già esistenti.

Le scelte dei medici hanno un forte impatto sulle vendite dei prodotti di una azienda farmaceutica, ed è per questo che i produttori di medicinali impiegano buona parte del loro capitale in investimenti atti a *influenzare* queste scelte.

Le aziende farmaceutiche spendono ogni anno dai 10 ai 15 miliardi di dollari per pubblicizzare i propri prodotti. In queste cifre sono compresi, tra le altre cose, le donazioni ai medici e gli stipendi particolarmente generosi (molti rappresentanti hanno stipendi a 6 cifre).

Qualcosa su cui riflettere…

I medici ricevono molti incentivi per tenere una lezione, guardare un video o solo per concedere 10 minuti del loro tempo a un rappresentante di una casa farmaceutica.

Un'indagine nazionale sui medici pubblicata sul "New England Journal of Medicine" nell'aprile 2007 ha rivelato che i medici ricevono campioni di medicinali, viaggi gratuiti e a volte soldi per consultarsi con le aziende farmaceutiche o sottoporre i pazienti a vari test clinici.

L'industria farmaceutica sostiene che l'attenzione data ai medici è **un modo per *istruire* i medici** sui nuovi prodotti in commercio in questo mercato saturo, prodotti ai quali altrimenti i medici non dedicherebbero alcun tempo - questo secondo il "Pharmaceutical Research and Manufacturers of America" (PhRMA), la lobby dei produttori di farmaci di marca.

Vedi, se i medici lavorano 24 ore su 24 per cercare di aiutare tutti, sono costretti a prendere RAPIDAMENTE le proprie decisioni, ma affidarsi alle case farmacetiche per avere valutazioni imparziali sui loro prodotti è come affidarsi a un'azienda che vende birra per saperne di più sull'alcolismo.

Eppure i medici sono così pieni di attenzioni e si prendono davvero cura dei propri pazienti, fanno tutto quello che possono per aiutare la gente.

Ma dato che è una questione DI VITA O DI MORTE, siamo NOI che dobbiamo accertarci di essere parte del processo decisionale. **Dobbiamo essere consapevoli delle <u>conseguenze</u> e della provenienza delle informazioni.**

Quindi se la principale fonte di informazioni dei nostri medici coincide spesso con le informazioni pubblicitarie dei farmaci, pensi che ci possano "forse" essere dei conflitti di interesse?

Quante volte è successo che dei farmaci siano stati dichiarati sicuri e pubblicizzati massicciamente ma che poi invece si sia scoperto che in realtà quei farmaci non li avrebbero MAI dovuti mettere in commercio?

Ti sei mai chiesto perché in tutte le pubblicità di medicinali si dice "rivolgiti al tuo medico per informazioni su questo farmaco"?

Ti sei mai chiesto perché questi farmaci letali si vendono così tanto?

È mai stata sanzionata un'azienda farmaceutica per questioni simili?

Un classico esempio è il farmaco DES.

Il DES (dietilstilbestrolo) è un farmaco che fu somministrato a milioni di donne incinta. Questo ormone sintetico veniva spacciato per "miracoloso" e fu ampiamente prescritto per prevenire l'aborto spontaneo.

Solo in America c'erano centinaia di aziende farmaceutiche che producevano e distribuivano il DES, poiché non era protetto da alcun brevetto ed era facile da produrre, anche se fu chiaro fin dall'inizio, in seguito a esperimenti sugli animali in laboratorio, che il DES causasse il cancro.

Nonostante l'evidenza degli esperimenti la FDA approvò ugualmente l'uso del DES sugli esseri umani a fini medici.

Negli anni '60 e '70 su tutti i principali libri di testo di medicina si riportava che il DES non aveva dato alcun risultato nella prevenzione dell'aborto in nessun gruppo di pazienti, tuttavia il DES continuava ad essere prescritto alle donne incinte e fatto passare per un "farmaco miracoloso".

Persino dopo che venne proibito nel 1971, il DES continuò ad essere venduto oltreoceano e in quasi tutto il resto del mondo. Tra l'altro ci sono aziende che tutt'ora vendono il DES nei paesi in via di sviluppo!

Oggi ci sono milioni di donne infuriate perché si sentono dire dai propri medici che se si ammalano di cancro, se hanno aborti spontanei o disfunzioni all'apparato riproduttivo è solo perché ironicamente le loro madri prendevano il DES quando erano incinte per prevenire l'aborto.

Sfortunatamente i medici hanno somministrato questo farmaco a più di 3 milioni di persone! Adesso più di 300 aziende sono state denunciate da milioni di donne in tutti gli Stati Uniti, anche se purtroppo il fare causa a queste aziende non ridarà loro la vita o la possibilità di avere figli.

Purtroppo questo è solo uno dei tanti esempi di farmaci che hanno provocato danni e ucciso migliaia di persone. Ecco una lista di alcuni dei casi più conosciuti:

- Paracetamolo (antidolorifico) – 1.500 persone furono ricoverate in Gran Bretagna nel 1971.
- Orabilex – causò danni letali ai reni. MEL/29 (contro l'ipertensione) - causò cataratte. bsp.

- Metaqualone (sedativo) - causò gravi disturbi psichici portando alla morte almeno 366 persone, principalmente casi di suicidio.

- Talidomide (tranquillante) - causò malformazioni alla nascita di 10.000 bambini.

- Isoproterenolo (asma) - causò 3.500 decessi negli anni '60.

- Stilbestrolo (cancro) - causò molti casi di cancro alle donne in cinta.

- Trilergan (anti allergico) - causò epatite virale.

- Flamamil (anti-reumatico) - causò perdita di conoscenza.

- Eraldin (farmaco per il cuore) – causò gravi danni agli occhi e all'apparato digerente, e molti decessi.

- Fenformina (diabete) - causò 1.000 decessi all'anno fino al ritiro dal mercato.

- Atromid-S (colesterolo) - causò decessi per cancro, e per malattie al fegato, alla cistifellea e all'intestino.

- Valium (tranquillante) – crea dipendenza in dosi moderate.

- Preludin e Maxiton (pillole per la dieta) - causarono seri danni al cuore e al sistema nervoso.

- Pronap e Plaxin (tranquillanti) – uccisero molti bambini.

- Fenacetina (antidolorifico) - causò gravi danni ai reni e ai globuli rossi.

- Aminopirina (antidolorifico) - causò malattie del sangue.

- Marzine (nausea) – provocò danni ai bambini.

- Reserpina (contro l'ipertensione) – aumentò il rischio di cancro al cervello, al pancreas, all'utero, alle ovaie, alla pelle e al seno.

- Metotrexate (leucemia) - causò emorragie intestinali, gravi forme di anemia e tumori.

- Uretano (leucemia) - causò cancro al fegato, ai polmoni e al midollo osseo.

- Mitotane (leucemia) - causò danni ai reni.

- Ciclofosfamide (cancro) - causò danni al fegato e ai

polmoni.

- Isoniazide (tubercolosi) - causò distruzione del fegato.
- Kanamicina (tubercolosi) - causò sordità e distruzione del fegato.
- Cloromicetina (anti-tifo) - causò leucemia, collassi cardiovascolari e morte.
- Fenolftaleina (lassativo) - causò danni ai reni, delirio e morte.
- Clioquinolo (diarrea) - causò cecità, paralisi e morte.
- DES (per prevenire l'aborto) - causò malformazioni alla nascita e cancro.
- Debendox (nausea) - causò malformazioni alla nascita.
- Roaccutan (acne) - causò sordità e distruzione dei reni.

"Abbiamo un'industria pluri-miliardaria che sta uccidendo persone a destra e a manca solo per un tornaconto finanziario."

—Glen Warner, Dottore in Medicina

La lista qui sopra, presa da *"Vivisection: Science or Sham"* ("Vivisezione: scienza o imbroglio", del Dr. Roy Kupsinel, 1990) e da *"Naked Empress "* (di Hans Ruesch, 1992),

è solo una *piccolissima* parte dei numerosissimi disastri che si sono verificati in campo terapeutico. (A proposito, è scoppiato recentemente lo scandalo del Vioxx che ha causato 27.000 decessi).

Tra l'altro molti effetti causati dai farmaci passano inosservati. In *"Controversies in Therapeutics"* (1980) il Dr. Leighton Cluff commenta: "Le statistiche sulla salute nazionale non rispecchiano l'entità del problema delle malattie causate dai farmaci. Un certificato di morte può attestare che la persona è morta a causa di un problema renale, **ma potrebbe non specificare che la disfunzione è stata causata da un farmaco.**"

Questi dati (compiuti da medici ricercatori, pubblicati in molte decine di lavori scientifici) sono ampiamente sottostimati;

probabilmente non sono che la "**punta dell'iceberg**". L'ambiente medico ha un clima *omertoso* degno di una cosca mafiosa. Ogni medico è consapevole che questi dati potrebbero scuotere la fiducia della gente nella medicina e che, se si sapessero ampiamente "in giro", i suoi guadagni sarebbero a rischio.

E FAI ATTENZIONE!! Anche il sottoporsi ad esami clinici presso un istituto medico oggi come oggi è una delle MAGGIORI CAUSE DI DECESSI negli Stati Uniti (Guarda qui http://www.healingdaily.com/Doctors-Are-The-Third-Leading-Cause-of-Death-in-the-US.htm)

> **Scarica qui**
> (http://www.newmediaexplorer.org/sepp/Death by Medicine Nov 27.doc) **il documento completo di Gary Null, Dottore in Medicina**

L'industria medica non solo ha una lunga e torbida storia alle spalle in fatto di malainformazione, ma si prende addirittura la briga di <u>SOPPRIMERE</u> ogni tipo di sostanza naturale che possa essere usata come cura.

Com'è che l'industria medica si oppone così fortemente ai rimedi naturali facilmente reperibili?

Come abbiamo già detto, l'obiettivo principale delle industrie farmaceutiche è AUMENTARE I GUADAGNI ("trattando" le malattie), NON TROVARE UNA CURA.

In altre parole, Big Pharma ci guadagna se sei malato. Più a lungo rimani malato, più loro ci guadagnano! Hanno deliberatamente fatto del corpo umano una fonte di affari da cui ricavare sempre più ricchezza.

Non ci credi? Guarda questo filmato il lingua originale... https://vimeo.com/31058254

La cosa assurda è che non ci sono leggi che prevengano questo tipo di cose.

Ma c'è di peggio: Big Pharma effettivamente controlla la politica sanitaria comprandosi il favore delle alte sfere del governo.

Non ci credi? Guarda questo filmato in lingua originale... (CBS News 60 Minutes – Under The Influence http://www.cbsnews.com/news/under-the-influence oppure qui: https://youtu.be/LUVoYMxlCJk)

> *"In tempi di inganni universali, dire la verità è un atto rivoluzionario."*
>
> — George Orwell

UN'EPIDEMIA CAUSATA DAI FARMACI

Persino quando i medici e le case farmaceutiche NON commettono errori madornali, *siamo comunque nelle mani di persone che usano sistemi che mettono a repentaglio la nostra salute.*

Una serie di studi ha dimostrato che ogni anno le vittime dei farmaci (somministrati correttamente) sono PIU' di quelle degli incidenti stradali.

Purtroppo negli Stati Uniti il 65enne medio prende circa 11 medicinali al giorno! *La gente sta prendendo farmaci a non finire!!*

Una statistica condotta dall'Università di Toronto ha mostrato che *gli effetti collaterali dei medicinali uccidono più di 100.000 Americani e causano gravi danni ad altri 2,1 milioni di persone OGNI ANNO!!* Tra l'altro, nei dati non sono comprese le reazioni fatali causate dagli errori di somministrazione dei farmaci. Se fossero inclusi, si dovrebbero aggiungere circa altri 100.000 decessi ogni anno.

I ricercatori concludono che GLI EFFETTI COLLATERALI DEI FARMACI RAPPRESENTANO ATTUALMENTE LA QUARTA CAUSA DI MORTE NEL MONDO OCCIDENTALE.

E' un dato francamente sconcertante: dopo le cardiopatie coronariche, i tumori e gli ictus, è la causa più pesante di decesso nei Paesi Industrializzati, proprio quelli dove l'assistenza medica è ritenuta all'avanguardia.

Considera questo ragionamento: l'11 settembre del 2001 persero la vita 2.996 persone; molti lo considerano come il momento più tragico nella storia degli USA. Quattro jet di linea si schiantarono quel giorno. Ma cosa succederebbe se SEI jumbo jet esplodessero *ogni giorno* negli Stati Uniti causando 783.936 morti all'anno? Non si tratterebbe di un'immane tragedia?

Beh, scordati pure il "cosa succederebbe se", dato che questa tragedia sta accadendo proprio adesso! Più di 750mila persone perdono la vita ogni anno negli Stati Uniti, ma non in seguito a degli incidenti aerei, bensì a causa di qualcosa di molto più comune e che raramente viene percepito come pericoloso dall'opinione pubblica: la medicina moderna.

La situazione è palese: le industrie farmaceutiche NON hanno nessun interesse che la gente guarisca: esse esistono perché esiste la malattia (come è altrettanto vero che la malattia esiste perché l'uomo vive male e si alimenta peggio) e come è *altrettanto* vero che queste multinazionali non traggono alcun vantaggio da una popolazione in salute! Se tutti stessero bene, le industrie chimiche-farmaceutiche fallirebbero miseramente.

Ricorda, le aziende farmaceutiche hanno una responsabilità fiduciaria verso i propri azionisti, e questa loro responsabilità è aumentare le quote di mercato, e ovviamente si arricchiscono grazie all'*espansione* e al *mantenimento* della condizione di malattia (in cui i pazienti devono prendere medicinali per tutta la vita).

I DATI:

Nel 2016 gli Stati Uniti hanno speso in sanità più di TREMILA MILIARDI di dollari, il 16 per cento del loro prodotto lordo interno, una percentuale che è più o meno il doppio di quella dei paesi del G-7.

E qual è stato il risultato ottenuto da queste spese esorbitanti? Gli Stati Uniti detengono il triste primato mondiale di decessi per malattie cardiache, cancro alla prostata, cancro al seno, cancro del colon e **diabete**.

I paesi con il più alto consumo di farmaci sono proprio quelli dove si registrano più casi di malattie croniche. Infatti il sistema sanitario americano rappresenta la principale causa di decessi negli

Stati Uniti (leggi questo articolo per maggiori informazioni http://ourcivilisation.com/medicine/usamed.htm).

Nel 1968 l'America dichiarò guerra al cancro. Nel febbraio del 1994 il *Journal of the American Medical Association* dichiarò che la guerra contro il cancro si era rivelata un totale fallimento: i casi di cancro raddoppiarono in ogni fascia di età.

Oltre a tutto questo, la quarta causa di decessi negli Stati Uniti è rappresentata dalle reazioni negative ai farmaci.

QUINDI, PER FAVORE, quando si tratta della tua salute non accettare passivamente quello che dicono gli esperti, riflettici a fondo.

Ascolta un secondo e un terzo parere; e solo allora fà quello che credi giusto, perché c'è la tua vita in gioco! E il risultato dipende dalle tue *decisioni*. Quindi, per favore, per il tuo bene prendile con *saggezza*.

DOBBIAMO USCIRE DALLA "TRANCE"

Analogamente a noi "Consumatori" - se così vogliamo definirci - viene COSTANTEMENTE detto quello in cui dobbiamo credere, di solito tramite la pubblicità (per esempio gli spot televisivi) dalle industrie farmaceutiche interessate a venderci i loro prodotti!

Da medici come da pazienti, lasciamo che questi venditori diventino i nostri Guru della Salute anche se in realtà hanno interessi che vanno ben al di là del nostro benessere!

Dunque proprio quell'industria che ti dice "Siamo qui per prenderci cura della tua salute" sta causando un'EPIDEMIA. *Ti rendi conto? Stiamo parlando della quarta causa di decessi in assoluto. E non è Matt Traverso a dirlo, è il prestigioso giornale medico ufficiale dell'Associazione Medica Americana 1994, 1998, 2000 e 2009.*

In conclusione,

L'INDUSTRIA FARMACEUTICA è la più grande industria di *investimento* del mondo, che conserva e promuove uno dei più grandi progetti basati sull'inganno e sulla frode della storia dell'umanità.

> Come succede per gli altri settori dell'economia, anche l'industria farmaceutica vuole allargare il proprio mercato, ovvero pazienti e malattie.

> Mentre le pubblicità promettono "salute", il mercato di azione di questa industria di investimento è proprio l'esistenza e la *diffusione* delle malattie.

> La cura delle cause scatenanti e lo sradicamento delle malattie sono una minaccia per l'industria farmaceutica, e come tali vanno combattuti.

> Come diretta conseguenza, stanno dilagando le malattie della civiltà moderna, quali le cardiopatie coronariche, i tumori, gli ictus, l'alta pressione, il diabete, l'insufficienza cardiaca, l'osteoporosi e tante altre ancora.

> I pericolosi effetti collaterali dei farmaci da prescrizione sono oggi la quarta causa più comune di decessi nel mondo industrializzato.

"Credo fermamente che se tutto il materiale medico precipitasse sul fondo del mare, sarebbe tanto meglio per la gente, e tanto peggio per i pesci."

— Oliver Wendell Holmes, M. D.
Professore di Medicina a Harvard

**La buona notizia è che la SOLUZIONE
è nelle TUE SCELTE.
È tuo diritto/dovere prendere decisioni
in merito alla tua salute.**

L'UNICA VERA CAUSA DELLE MALATTIE

All'inizio dell'800 Isaac Jennings, Dottore in Medicina, iniziò una rivoluzione silenziosa nel campo della sanità quando si accorse che semplicemente cambiando il proprio stile di vita si potevano così ottenere RISULTATI ECCELLENTI.

Il Dr. Jennings, dopo aver esercitato come medico tradizionale per 20 anni senza ottenere alcun risultato significativo, un giorno d'estate del 1815 durante un'epidemia si ritrovò senza medicinali, e non poté quindi prescrivere alcun trattamento ai pazienti che si erano rivolti a lui con ogni genere di sintomo.

Tutto quello che disse loro fu di andare a casa, riposare e bere molti liquidi.

E cosa accadde? Sorpresa, sorpresa… queste persone guarirono, SENZA ALCUN FARMACO!

Così dopo aver praticato per lungo tempo la medicina 'ufficiale', egli decise di abbandonare pillole, impiastri e polveri per esplorare un nuovo campo: vent'anni di esperienza lo avevano infatti portato a fidarsi sempre meno dei sistemi curativi farmacologici e sempre più invece dei mezzi e dei poteri della vita.

Iniziò così a trattare i suoi pazienti dando loro soltanto pillole di pane e acqua colorata. Incoraggiato dai primi successi egli prese a curare nello stesso modo patologie sempre più gravi e complesse.

I risultati furono eccellenti: i suoi pazienti guarirono in tempo record rispetto ai pazienti che invece prendevano medicinali.

Infine, dopo quindici anni di successi senza farmaci gettò la maschera: i suoi amici medici rimasero sorpresi, alcuni suoi pazienti lo denunciarono come impostore per essere stati ingannati ma la maggioranza di essi - benché confusa dal trucco (farmaco placebo) usato per guarirli - lo incoraggiò a continuare, dicendogli: "Se lei può curare senza medicine allora è il nostro medico".

Il Dr. Jennings continuò dunque il suo lavoro, affermando che il sistema basato sui farmaci era sbagliato perché questi ultimi - invece di curare la gente - in realtà ostacolavano la guarigione o cambiavano la malattia originaria in malattia da farmaci (malattia iatrogena). Elaborò quindi un modello terapeutico in cui la malattia è un'unità e le manifestazioni della stessa (sotto forma di febbri, eruzioni cutanee, tosse, diarrea, ecc...) non sono altro che sforzi della natura per liberarsi dalla tossiemia.

L'Università Yale gli conferì una laurea ad honorem come riconoscimento del grande successo che ottenne sostituendo le pillole con i placebo.

LA SALUTE È LO STATO NORMALE DEGLI ESSERI VIVENTI; LA MALATTIA (INTESA COME CORREDO SINTOMATOLOGICO) È INVECE IL TENTATIVO DEL CORPO DI RITROVARE LA SALUTE, UNA SCELTA VITALE E FISIOLOGICA FINALIZZATA ALLA GUARIGIONE.

"Non c'è alcuna forza curante al di fuori del corpo."

— Dr. Isaac Jennings

Il Dr. Jennings è anche il fondatore del movimento igienista. L'Igienismo è una corrente di pensiero che vede nei fattori *naturali* la condizione necessaria e indispensabile per uno stato di salute ottimale. L'Igienismo è l'arte di vivere in buona salute nel rispetto delle leggi della natura e nella buona conoscenza degli alimenti specifici alla razza umana.

Ricorda, non potrai mai far star bene il tuo corpo avvelenandolo.

"Venticinque anni in cui ho prescritto farmaci e 33 anni in cui non ne ho prescritti mi hanno fatto arrivare alla conclusione che i farmaci sono inutili e nella maggior parte dei casi dannosi, e questo è per tutti coloro che vogliono conoscere la verità."

—John H. Tilden, Dottore in Medicina (1940)

Ecco come ci si ammala:

> In sintesi, quando le nostre abitudini di vita permettono all'organismo di raggiungere un crescente stato di *intossicazione*, l'*energia vitale* si abbassa in modo inversamente proporzionale e gli organi di eliminazione smettono di funzionare normalmente; aumentando ulteriormente l'accumulo di scarti nel corpo. Ed è proprio quando questi accumuli oltrepassano il punto di tolleranza che l'organismo va in crisi. Per compensare questa eccedenza di sostanze tossiche il corpo reagisce, provocando quella che viene definita *malattia*.

Il corpo umano è una creazione meravigliosa, che brucia costantemente carburante, elimina gli scarti della combustione e ricostruisce continuamente i tessuti sostituendo le cellule morte con delle nuove.

Di fatto ogni sette anni *ogni cellula* nel tuo corpo viene sostituita, il che significa che dopo un periodo di sette anni diverse centinaia di chili di cellule morte devono essere eliminate. Di per sé questo sarebbe un enorme dispendio di energie per il tuo corpo.

In più, a causa della mancanza di riposo o di acqua, o solo cercando di digerire "l'IMPOSSIBILE" (le classiche "porcherie"), per non parlare degli effetti nocivi di una semplice abbuffata, si crea un'enorme quantità di prodotti di scarto che il corpo gestisce con grande fatica.

Quando il tuo corpo viene sovraccaricato sono **più le tossine che entrano di quelle che vengono eliminate**.

L'accumulo delle tossine che si verifica quando il corpo non riesce più ad eliminarle correttamente ne compromette l'integrità, e questo **perché al corpo manca l'energia necessaria** per *eliminare* le sostanze tossiche. **Ricorda, per eliminare le tossine occorre** *energia*.

> *La malattia è causata da una "carenza di forza"*
> *(ovvero mancanza di energia).*
>
> —Dr. Isaac Jennings

Tuttavia il corpo deve proteggere i suoi organi vitali ad ogni costo (il cervello e il cuore), quindi uno dei primi processi ad essere interrotto è quello di eliminazione delle tossine, che - purtroppo - iniziano così ad accumularsi ("tossiemia").

Quando il tuo corpo è saturo apre una valvola di sicurezza per rilasciare le tossine (attraverso qualsiasi canale di eliminazione: 1. la pelle, 2. i polmoni e il tratto respiratorio, 3. l'intestino e il colon, 4. le vie urinarie). **Questa valvola di sicurezza è ciò che comunemente definiamo** *malattia* (il tentativo del corpo di espellere le tossine).

In effetti tutte le malattie sono "crisi di guarigione", cioè un tentativo da parte del corpo di liberarsi dalle tossine in eccesso.

> **La malattia è la manifestazione del tentativo di auto-guarigione del corpo, è l'azione che compie per eliminare i veleni.**

Usiamo un po' di buon senso ora. Se prendessi **un veleno** e lo mettessi in circolazione nel tuo sangue, il tuo corpo risponderebbe cercando di *buttar fuori* questo veleno il più velocemente possibile per salvaguardare l'integrità del sistema, attraverso uno dei canali di eliminazione disponibili, provocando quindi tosse, vomito, febbre, acne, sudore, diarrea, ecc.

Il tuo corpo userà ogni briciola di energia che ha a disposizione per espellere il veleno dal sistema. Potrai quindi avvertire mal di testa, un'abbassamento di energia, dolori articolari, insonnia, affaticamento, problemi ai reni, convulsioni, eruttazione, irritazioni, ecc.

Domanda: *conosci una qualsiasi malattia che non presenti questi sintomi ?*

> *"Secondo me la malattia, per quanto dannosi gli agenti che la causano, non è altro che* un energico tentativo della natura di eliminare le sostanze patogene e guarire il paziente.*"*
>
> **—Thomas Shydenham, Dottore in Medicina**

Ma, invece di lasciare che il corpo elimini le sue tossine, interrompiamo questo processo con i farmaci, immettendo in questo modo altre tossine nel sistema per cui, anziché assecondare il processo di pulizia, lo chiamiamo MALATTIA e cerchiamo di interromperlo il prima possibile! **Eliminando i sintomi, interferiamo con la naturale capacità di autoguarigione del corpo.**

Il corpo quindi non solo sta lottando contro un carico sempre maggiore di tossine "normali", ma si ritrova ora a dover affrontarne altre: i medicinali che il tuo farmacista ha nel suo arsenale di armamenti anti-sintomi.

> ### PER FAVORE ASCOLTA: CIò CHE NOI CHIAMIAMO "MALATTIA" È IN REALTà
> ### "LA CURA"!

Siamo stati tutti così condizionati a pensare secondo i canoni del sistema dominante della medicina allopatica che è molto difficile accettare l'idea che **i sintomi delle malattie siano effettivamente il tentativo di autoguarigione del corpo.**

La malattia, anche se può avere un effetto più o meno guastante, resta sempre e comunque uno sforzo del corpo per liberarsi della *tossiemia*, poiché se così non fosse morirebbe. Quindi secondo quest'ottica si può dire paradossalmente che la *malattia* in effetti viene per **guarire**. L'unica vera *malattia* è invero la *tossicosi*.

In conclusione

> ➢ Il corpo umano ha dentro di sé il potere di guarirsi (senza farmaci).
>
> ➢ La base da cui si sviluppa ogni malattia è **un accumulo di tossine** che il corpo non è riuscito ad espellere attraverso i suoi 4 canali di eliminazione.
>
> ➢ **La ragione per cui il corpo non riesce a disintossicarsi correttamente è la carenza di energia** causata dallo stress, da uno stile di vita non sano e/o maltrattamento del corpo (in particolare attraverso scelte sbagliate in fatto di

cibo, iperalimentazione, assunzione di tossine farmaci compresi, ecc.).

➢ **Quello che noi chiamiamo malattia è in realtà lo sforzo che il corpo fa per liberarsi dalle tossine, ossia il suo tentativo di guarirsi** (le reazioni più comuni sono, tra le altre, febbre, mal di testa, eruzioni, muco, tosse, vomito e infiammazione).

➢ **L'assunzione di farmaci va ad aggiungersi alle cause della malattia e ne aggrava la situazione, poiché per il corpo umano sono dei veleni (acidi), e quindi nocivi.**

La causa *principale* delle molte cosiddette malattie dell'uomo è da ricercarsi in quelle attività che prosciugano la forza vitale del nostro corpo, le <u>abitudini quindi che tolgono energia</u> al nostro corpo. Di conseguenza la <u>SOLUZIONE DEFINITIVA</u> alle nostre malattie è UNA CORREZIONE DELLE ABITUDINI DI VITA.

Non esistono *"pillole magiche" (farmaci)* per raggiungere una *buona salute.*

Uno stato di salute ottimale deriva dal rispettare alcune semplici leggi naturali; ossia fare le giuste scelte quotidianamente.

LA TEORIA DEI GERMI
Le false basi della medicina moderna

"Perisce il mio popolo per mancanza di conoscenza."

- La Bibbia

Nel corso della storia le teorie sulle cause delle malattie sono mutate profondamente. Nell'antichità erano attribuite a dèi arrabbiati o ad incantesimi e maledizioni di potenti nemici.

La moderna medicina occidentale vede la malattia come un invasore straniero che deve essere combattuto fino alla morte.

Ogni malattia viene vista come un fenomeno causato dall'invasione di determinati germi.

Questa visione della malattia risale alla metà del 1800 quando Louis Pasteur affermò che tutte le malattie erano causate da un solo particolare germe. Questa era la teoria dei germi. L'intero sistema della medicina moderna si basa su questa *teoria dei germi*, concetto peraltro errato.

Secondo questa teoria quindi il modo migliore di sconfiggere la malattia è trovare una cura adatta (farmaco) per ogni germe. Come puoi immaginare, questo concetto è stato sfruttato dai giganti farmaceutici che ora comandano la medicina moderna.

La "risposta" tipica è la prescrizione di farmaci, un rimedio veloce che soffoca i sintomi.

Se non sono i germi a causare le malattie, quali sono le cause ?

Al tempo in cui Pasteur diffondeva la sua "teoria dei germi", altri due uomini stavano indagando sulle cause delle malattie, giungendo a diverse conclusioni.

Erano Claude Bernard e Antoine Bechamp, i quali credevano che le malattie fossero causate da organismi già presenti nel corpo

SOLO nel caso in cui ne venisse alterato l'equilibrio (intossicazione). In altre parole, non era un microbo a mettere l'individuo a rischio di malattia, ma la sua debolezza fisica ("carenza di forza").

Bechamp puntualizzò chiaramente che determinati organismi (chiamati "microzimi") prendono vita e diventano attivi **solo in condizioni di decadimento. Bechamp ne concluse che le malattie hanno origine all'interno e non all'esterno del corpo.**

> *"La causa principale delle malattie è in noi, sempre in noi."*
>
> —Antoine Bechamp

Analogamente, Bernard credeva che la capacità di guarigione del corpo dipendesse dal suo ambiente interno, **quindi che la malattia si manifestasse solo quando l'ambiente interno del corpo diventava terreno fertile per i germi.**

Ecco un buon esempio: immaginiamo di sigillare lo sportello del nostro freezer, poi staccare la presa, e dopo due settimane tornare e riaprire lo sportello. Cosa troveremmo?

Muffa, batteri, germi, organismi che crescono e si moltiplicano. Da dove sono arrivati? Non si sono certo infilati dentro, dato che la porta era sigillata. La risposta è: **"sono sempre stati là"**. Semplicemente **l'ambiente è cambiato** diventando più invitante e adatto alla vita di questi "esseri".

Il risultato finale è che non bastano i germi a causare le malattie.

Per esempio, 10 persone possono esporsi allo stesso germe, MA NON TUTTI SI AMMALERANNO. Perché ? Perché i germi non sono la causa delle malattie, ci sono molti altri fattori coinvolti:

> ➢ Il livello di pH (che vedremo in seguito)
> ➢ La quantità di stress
> ➢ Le cose che fai per mantenere il corpo in equilibrio (maggiori dettagli più avanti)

I germi possono vivere nei nostri corpi all'infinito senza causare alcuna malattia, anzi svolgono una funzione molto importante, ovvero consumano le sostanze morte. Questa è la loro funzione.

Non è mai successo che un germe proliferasse in tessuti normali secrezioni in laboratorio, poiché **i germi non possono vivere nei tessuti vivi**, infatti solo quando il tessuto muore entrano in azione e **svolgono il proprio compito**.

Sono le zanzare a rendere l'acqua stagnante o è l'acqua stagnante che attira le zanzare ?

Riporto qui un esempio pratico che Anthony Robbins fa nel suo seminario Living Health.

> *Sei mai stato a New York, o hai mai visto delle foto di New York durante uno sciopero dei netturbini ?*
>
> *Se la risposta è no, per darti un'idea, questa è la situazione in ogni strada:*
> *montagne di spazzatura accatastate, un odore disgustante, e ORRIBILI RATTI giganti OVUNQUE!*
>
> *A questo punto quanto intelligente pensi che sarebbe da parte tua esclamare: "Accidenti! Guarda quanta SPAZZATURA hanno portato i ratti! UCCIDIAMO I RATTI PER LIBERARCENE!"?*
>
> *Hai ragione, probabilmente non lo sarebbe per niente! Eppure questo è il modo con cui quasi tutti si rapportano alla propria salute al giorno d'oggi! Si cercano i germi, i "ratti" che causano malattia e malessere.*
>
> *La realtà è che l'unica ragione per cui questi germi invadono il tuo corpo è che **sei tu ad aver creato la spazzatura con cui i germi si nutrono e si moltiplicano**.*
>
> *Per liberarti dai ratti devi prima liberarti della spazzatura, per essere totalmente sano devi eliminare l'immondizia che c'è nel tuo corpo e creare un ambiente in cui possa essere mantenuta una condizione di perfetta salute!*

Quindi non sono i germi a causare le malattie, è l'individuo stesso che, con le sue cattive abitudini di vita, rende il proprio corpo un terreno fertile per la malattia.

I germi sono i tuoi migliori amici, sono degli "spazzini" che si nutrono di rifiuti e che perciò vengono attratti dalla malattia, non ne sono la causa. Sono nel nostro corpo per smaltire le sostanze di scarto e ripristinare una condizione di salute. Questa è la loro funzione.

Quando le cellule si indeboliscono e si ammalano, la funzione dei germi è quella di consumare e smaltire il tessuto morto e gli scarti organici. I germi sono VITALI per l'eliminazione delle scorie.

I germi vivono in perfetta armonia con le cellule del nostro corpo per tenerci in buona salute.

> *"Se potessi rivivere la mia vita, la dedicherei a provare che i germi cercano il loro habitat naturale, i tessuti malati, e non causano la malattia dei tessuti, così come le zanzare cercano l'acqua stagnante, ma non sono loro che la rendono tale."*

> —Dr. Rudolph Virchow, il padre della patologia moderna

In definitiva, la teoria secondo cui i germi provocano le malattie ha senso come l'idea che siano le mosche a produrre la spazzatura.

I germi esistono perchè le CONDIZIONI dell'ambiente interno sono adatte alla loro crescita e proliferazione, e queste condizioni sono, per dirla in breve, putride.

Ironicamente e forse tragicamente, lo stesso Pasteur in punto di morte confessò: ***"Bernard aveva ragione. I microbi non sono niente. Il terreno è tutto."*** (Hume, Ed. Pasteur espose: le false basi della medicina moderna. Australia: Bookreal, 1989)

Questa ammissione, sfortunatamente, non venne ascoltata... e non vi fu nessun cambiamento.

Ora c'è da chiedersi: *perchè l'ultimo pensiero di Pasteur (il creatore della Teoria dei Germi) che alla fine riconosce l'ambiente interno (il terreno) come il fattore più importante per evitare le malattie, è passato sotto silenzio?*

Esatto: soldi!

Ma i soldi non vengono spesi per farci avere un corpo sano con cui tenerci lontani dalle malattie, oggi più che mai i soldi sono spesi per comprare farmaci! Oggi, come abbiamo già detto, sono enormi i PROFITTI ottenuti dalle vendite di quei farmaci che promettono di distruggere "gli organismi che causano le malattie".

> **Vorrei che tu capissi che ci guadagnano molto di più a tenerti dipendente dai farmaci per eliminare i sintomi piuttosto che a risolvere il problema alla radice.**

Tuttavia c'è un'altra ragione per cui non si è voluto prendere in considerazione il fatto che la teoria dei germi fosse sbagliata. Pensaci, non è molto più facile e semplice *dare la colpa ai germi* piuttosto che assumersi le proprie responsabilità riguardo alla propria salute?

Certo!

Secondo la teoria dei germi non ci si deve assumere nessuna responsabilità per i problemi che creiamo quando violiamo le leggi della salute; piuttosto, la colpa è invece dei germi che hanno invaso il proprio corpo.

La teoria dei germi in effetti mette la responsabilità per la propria salute sulle spalle della professione medica, che presumibilmente sa come sterminare questi germi dannosi. Questo significa anche che ogni malato è una vittima… poiché sei stato attaccato da organismi "cattivi"… e questo modo di pensare ti porta così a perdere il controllo della tua salute.

"Non metto in discussione l'esistenza di micro-organismi, ma questi sono l'effetto della malattia, non la causa. Sono organismi che si nutrono di scarti, il loro compito è quello di ripulire le fogne del nostro corpo. Laddove c'è decadimento, puss, o sostanze in decomposizione, ci sono anche questi piccoli spazzini che svolgono il loro lavoro di neutralizzazione, depurazione e purificazione. Per loro gli scarti organici sono un vero e proprio banchetto. Quindi questi micro-organismi sono aiutanti essenziali per uno scopo importante."

—Dr. Alexander Ross

Quindi vedi, che tu ti ammali o meno ha davvero poco a che fare con i germi, ma DIPENDE INTERAMENTE da quello che TU fai per mantenere il tuo corpo libero dalle sostanze tossiche di cui i germi si nutrono.

L'unico problema è che se inquini il tuo ambiente, i germi si moltiplicheranno a dismisura, creando ulteriori scarti a loro volta e di conseguenza sempre più problemi. Ma questo succede solo se crei un ambiente a loro "favorevole".

Se sei sano, se il tuo ambiente interno è in equilibrio, non ti ammalerai, nemmeno se entrerai in contatto diretto con quei germi. Infatti, le persone sane solitamente hanno all'interno del loro corpo tantissimi di questi germi, eppure continuano ad essere sani.

Non è che TI succede, piuttosto sei "tu" che lo fai succedere…

Per cui non preoccuparti dei germi, quello di cui dovresti avere paura è *uno stile di vita non sano!*

In conclusione:

- Inconsciamente crediamo che i sintomi siano la causa delle malattie, e che il mondo sia un luogo malvagio pieno di germi che rovinano le nostre vite.
- I germi NON sono la causa principale delle malattie.
- I germi NON agiscono sulle cellule VIVE, bensì solo su quelle MORTE.
- La teoria dei germi ha spostato la responsabilità dall'individuo alla comunità medica, dove la sanità è diventata un business con particolare enfasi sul PROFITTO, non sulla salute.

Per saperne di più sulla ricerca "imbarazzante" di Pasteur, consulta questi libri:

- Pasteur Exposed. The False Foundation of Modern Medicine (Pasteur esposto. Le false fondamenta della medicina moderna), E. Douglas Hume, Bookreal (Australia, quinta edizione, 1989)

- Bechamp or Pasteur: A Lost Chapter in the History of Biology (Bechamp o Pasteur: il capitolo mancante nella storia della biologia), E. Douglas Hume, Belle Fourche, South Dakota, Kessinger Publishing Company 1996.
- The Dream and Lie of Louis Pasteur (Il sogno e la bugia di Pasteur), Pearson R.B., Collingwood, Australia; Sumeria Press, 1994 (questo libro è disponibile on line: http://www.whale.to/a/b/pearson.html).

Le informazioni di questo documento sono essenziali per la tua vita.

Forse un giorno la medicina moderna tornerà a quello che Bernard e Bechamp ci avevano insegnato, e si renderà conto dell'enorme prezzo che l'umanità ha dovuto pagare a causa di un'opportunità mancata 100 anni fa.

Come disse Pasteur in punto di morte, "Bernard aveva ragione".

LA NUOVA BIOLOGIA

LA SALUTE CELLULARE

UNA NUOVA PROSPETTIVA

UN INVITO

Voglio davvero che tu tragga il più possibile da questo programma. Per fare questo dovrai cambiare il tuo modo di vedere la salute, e nello specifico, dovrai cominciare ad assumere totale responsabilità per la tua salute.

Fai attenzione: la tua salute non è un qualcosa di così complesso da non poter essere gestita da te. Non devi mettere la tua vita nelle mani di un "esperto" che saprà cosa farne, devi solo conoscere le giuste informazioni.

L'unica persona idonea ad assumere il controllo della tua salute <u>sei tu</u>.

Molte delle informazioni che sto per condividere con te sembreranno RADICALMENTE diverse da quello che ti è stato insegnato in passato. Lo capisco questo, e lo rispetto totalmente. Spetta a te decidere in che cosa credere (anche se tutto quello che dirò è condiviso dai più grandi scienziati del mondo e supportato da migliaia di studi e ricerche).

Ma alla fine il modo migliore per decidere se una cosa è vera o no è provarla per 10 giorni e giudicare sulla base dei RISULTATI. Se lo farai, ti prometto una TRASFORMAZIONE TOTALE della tua salute e della qualità della tua vita che non hai mai neppure immaginato.

Quindi l'obiettivo di questa seconda parte del programma è 1) darti il potere di assumere il controllo sulla tua salute e di prenderti la responsabilità delle scelte che fai, e 2) liberarti da QUALSIASI malattia e infondere nella tua vita una straordinaria energia.

Perché quando ti deciderai di assumere il controllo della tua stessa salute, non dovrai più preoccuparti di tutte le malattie che affliggono l'uomo nell'era moderna.

Sono convinto che il benessere sia un tuo sacrosanto diritto, e il mio obiettivo è neutralizzare tutte quelle informazioni false e contraddittorie riportate dai media. Stai per scoprire come trasformare il tuo corpo e renderlo un esempio sensazionale di salute, energia e vitalità.

La soluzione è dentro di noi, nel nostro sistema immunitario e nella nostra stessa biologia. Siamo macchine viventi, dotate della naturale capacità di autoguarigione e autoriparazione, e il mio compito è semplicemente quello di ricordarti della tua vera natura curativa, e invitarti a riprendere il controllo della tua salute ADESSO!

> **Prevedo che tra soli 20 anni da adesso la falsità della teoria dei germi sarà di dominio pubblico (quanto costerà tutto questo alle industrie farmaceutiche!) e la gente si renderà conto dell'incapacità del sistema di "curare" con "farmaci miracolosi" e si sveglierà per cercare quelle verità che da troppo tempo vengono loro negate.**

La cosa più importante che devi capire sulla "Nuova Biologia" è il fatto che LA QUALITÀ DELLA NOSTRA VITA È DETER-MINATA DALLA QUALITÀ DELLE NOSTRE CELLULE.

PERCHÈ ?

Pensaci. Cos'è la salute ?

LA SALUTE È ENERGIA, E L'ENERGIA È VITA.

Da dove arriva l'energia ?

L'energia è prodotta nelle nostre cellule.

Tutto ciò che esiste nella vita è energia, e le cellule sono i mattoni della vita.

Lo stato di salute delle nostre cellule REGOLA il nostro livello di energia, di salute e benessere, per cui se le nostre cellule sono malate, anche noi ci ammaliamo.

Le cellule sono fabbriche in miniatura che costruiscono il loro

fantastico prodotto, che altro non è che la vita stessa.

Tutte le creature viventi, piante e animali compresi, sono composti da cellule.

Dal momento che le cellule sono gli elementi che costituiscono tutti gli organi e i tessuti, per capire e sconfiggere le malattie è quindi opportuno "fare conoscenza" con questi essenziali mattoncini: le tue cellule!

COSA SONO LE CELLULE ?

Le cellule sono le unità strutturali e funzionali di tutta la materia vivente. Noi stessi non siamo altro che cellule e il nostro corpo è costituito da più di 75 mila miliardi di cellule.

Questi mattoncini biologici compongono gli organi della vista, dell'udito, dell'olfatto e del gusto, tutti i nervi del corpo e il cervello, formano i polmoni con cui respiriamo, il nostro cuore che batte, i muscoli, la pelle… il sangue.

La salute del corpo è determinata dalla salute di ogni singola cellula che lo compone. Tutte le malattie hanno origine a livello cellulare.

Quindi se la *salute* delle nostre cellule è LA SOLUZIONE, faremmo meglio a prenderci molta cura di *queste fantastiche fabbriche elettro-biochimiche*.

COSA FANNO LE CELLULE?

Mentre stai leggendo in tranquillità queste parole, in ogni cellula del tuo corpo è in corso una frenetica attività.

Le cellule sono variopinte e hanno funzioni molto diverse. Per esempio, le cellule nervose trasportano gli impulsi elettrici, le cellule muscolari si contraggono quando sono stimolate, le cellule intestinali assorbono le sostanze nutritive dall'apparato digerente e le cellule del sangue portano l'ossigeno alle altre cellule del corpo.

Respirano come un polmone per immagazzinare le sostanze nutritive e rimuovere le scorie tossiche.

Le cellule sono anche impianti di produzione che sintetizzano gli ormoni, i neurotrasmettitori, le proteine e la forza vitale. Questi motori cellulari comunicano come una rete di fibre ottiche senza fili 24 ore su 24.

Se la condizione della tua salute non è ottimale, dovresti dare un'occhiata alla salute *delle tue cellule.*

Ora la domanda è:

"Di cosa hanno bisogno le mie cellule per garantirmi un'ottima salute ed energia ?"

Per condurre una vita piena di salute e vitalità devi seguire alcuni principi fondamentali.

Essenzialmente, ci sono cinque cose di cui le tue cellule hanno bisogno per essere davvero vitali (che ora analizzeremo una ad una):

1. **OSSIGENO**
2. **ACQUA**
3. **SOSTANZE NUTRITIVE**
4. **POSTURA MENTALE**
5. **ALCALINITÀ (equilibrio del pH)**

1. OSSIGENO

L'elemento più importante per la salute delle cellule è l'ossigeno.

Salute, vita e morte: tutto avviene a livello cellulare.

Salute è energia, e l'energia viene prodotta a livello cellulare. Le cellule hanno bisogno di ossigeno per convertire il glucosio in ATP (adenosina trifosfato), il carburante del nostro corpo. Per questo motivo le cellule devono ricevere ossigeno.

Abbiamo visto che la malattia è il risultato di una cattiva rimozione di tossine dal corpo, e che l'ossigeno è ESSENZIALE a questo processo di rimozione, perché ci vuole __energia__ per rimuovere le tossine, e l'__energia__ è prodotta grazie all'__ossigeno__.

L'ossigeno è la fonte di energia più potente e importante.

La maggior parte delle persone non si rende conto che **è l'ossigeno che accende il nostro corpo e lo fa andare avanti**. Il modo in cui utilizzi l'ossigeno ha un impatto diretto sul funzionamento del tuo corpo.

L'ossigeno è *assolutamente essenziale* per l'esistenza di qualsiasi essere vivente. Possiamo sopravvivere settimane senza cibo, giorni senza acqua, ma solo pochi minuti senza ossigeno! Non c'è altra sostanza al mondo da cui dipendiamo così tanto.

> **Alla base di ogni malattia c'è una carenza di ossigeno.**

Le ricerche mostrano chiaramente una diretta correlazione tra la salute di una persona e il livello di ossigeno nel suo sangue. Tutto quello che priva le tue cellule di ossigeno causa malattie e *abbassa la tua energia nervosa* (*"carenza di forza"*), e tutto quello che fa arrivare più ossigeno alle tue cellule ti rende più sano. Punto.

Il Dr. Otto Warburg, due volte Premio Nobel per la Medicina per la sua ricerca sulla respirazione cellulare, ha scoperto che a differenza di tutte le altre cellule del corpo umano, quelle cancerogene non respirano ossigeno, ma sono anaerobiche, ovvero ricavano la propria energia senza bisogno dell'ossigeno. Il Dr. Warburg spiega: "La crescita delle cellule cancerose inizia da una relativa carenza di ossigeno. Il cancro non può svilupparsi in un ambiente ben ossigenato."

Continua poi a parlare di come questo ambiente anaerobico crei una grande quantità di altre malattie degenerative come:

- **Tumori**
- **Malattie cardiache**
- **Diabete**

Il legame tra la diminuzione di ossigeno e la malattia è stato ampiamente dimostrato e le prove sono schiaccianti, nonostante l'istituzione medica scelga di screditarlo, poichè manderebbe all'aria tutti i loro piani…

Sono stati fatti degli esperimenti in laboratorio con le cellule di alcuni topi in cui, in un determinato lasso di tempo si è ridotta del 40% la quantità di ossigeno ricevuta da queste cellule. *Il risultato?*

Alcune cellule sono morte, altre si sono indebolite, altre ancora sono mutate. Sono poi state iniettate di nuovo nei topi, e questi hanno tutti sviluppato il cancro.

Cellule simili erano state invece ossigenate in modo ottimale durante lo stesso lasso di tempo e poi iniettate in altri topi. Nessuno di questi topi ha sviluppato il cancro.

Affinché si possa eliminare dal nostro corpo l'inquinamento che causa le malattie, è necessario UNIRLO ALL'OSSIGENO. Senza un sufficiente apporto di ossigeno il corpo *non riesce* ad espellere i rifiuti, per cui gli accumuli di tossine restano dentro di noi, ed è proprio questa la causa di tutti i problemi.

LA MANCANZA DI OSSIGENO PORTA a un accumulo di tossine, che a sua volta PORTA alla MALATTIA.

Più ossigeno c'è nel nostro sistema, più energia abbiamo a disposizione per eliminare le tossine e mantenerci in salute. Una quantità insufficiente di ossigeno significa invece insufficiente energia che può sfociare in un qualsiasi disturbo, dal lieve affaticamento a malattie mortali.

Quasi tutti danno per scontato l'importanza dell'ossigeno, ma è arrivato il momento che ci si renda davvero conto quanto cruciale sia il ruolo di questo dono prezioso.

Un corpo che ha un'alta concentrazione di ossigeno ha a disposizione un esercito di gran lunga più forte per combattere ed eliminare malattie e infezioni.

Un corpo ricco di ossigeno NON sarà mai un terreno fertile per batteri, germi o virus.

> **Non stiamo dando al nostro corpo abbastanza ossigeno; ed è questa una delle ragioni per cui ci ammaliamo così tanto.**

Il modo migliore per rendere ottimale la nostra salute è quindi accertarci di ossigenare tutte le cellule del nostro corpo.

UNA RESPIRAZIONE OTTIMALE

Studi clinici condotti su migliaia di soggetti nell'arco di un trentennio hanno definitivamente dimostrato che il fattore più importante per la salute e la longevità è il modo di respirare (The Framingham Heart Study; The Breathe Well Be Well Study; The von Ardenne studies, e molti altri).

Una respirazione ottimale è VITALE.

Nei tuoi polmoni ci sono miliardi di minuscole sacche contenenti aria, dove il sangue viene purificato, rifornito di ossigeno e ridistribuito per tutto il resto del corpo. Quando espiri espelli anidride carbonica e altre sostanze tossiche. **Una corretta respirazione elimina fino al 75% delle tue scorie!**

Il respiro è vita, ci dà gran parte della nostra energia, ma solo **poche persone sfruttano più del 20% della propria capacità respiratoria.**

Per quanto semplicistico possa sembrare, *dobbiamo imparare a respirare in modo efficace!* Se le tue cellule non ricevono abbastanza ossigeno, non avranno l'energia sufficiente per funzionare correttamente, per cui la cosa più importante che puoi fare per migliorare SUBITO la tua salute è senza ombra di dubbio imparare a respirare correttamente.

> **Una RESPIRAZIONE DIAFRAMMATICA E PROFONDA è in assoluto la cosa che più stimola il sistema linfatico!**

Un'importante scoperta viene dal linfologo Dr. Jack Shields, che mise delle microcamere all'interno del corpo di alcune persone per osservare cosa effettivamente stimolasse la pulizia del sistema linfatico, e scoprì che la **respirazione diaframmatica** profonda stimola la pulizia del sistema linfatico: crea infatti un effetto vuoto che risucchia la linfa all'interno del flusso venoso e velocizza il processo di eliminazione delle tossine dal corpo.

> *"Praticare una respirazione diaframmatica e profonda è come avere un'aspirapolvere nel sistema immunitario che aspira i veleni con estrema rapidità."*

— Dr. Jack Shields

In questo modo l'eliminazione di tossine aumenta fino a 15 volte! (Lymph: Lymph glands and homeostasis, N° 25 4 Dic. 1992, Jack Shields, MD)

Ricorda: il corpo dipende tantissimo dal sistema linfatico.

Come si fa esattamente questa respirazione diaframmatica ?

Prima di cominciare con qualche semplice esercizio di respirazione, prendi coscienza del fatto che se il cuore è la pompa del tuo sangue, il sistema linfatico invece non ha nessuna pompa, per cui la sua circolazione dipende dai tuoi movimenti e soprattutto dalla tua respirazione.

LA CIRCOLAZIONE LINFATICA permette al tuo corpo di trasportare ed espellere le tossine, rendendolo un ambiente pulito e favorevole per la crescita di cellule sane.

La cosa da ricordare è che il maggior **flusso di sangue avviene nella parte inferiore dei polmoni**.

In particolare, il terzo più in basso è la zona più grande e ricca di ossigeno.

Sfortunatamente la maggior parte della gente respira superficialmente. Vedi, ad ogni respiro si verifica un importante scambio all'interno dei tuoi polmoni.

Quando inspiri l'ossigeno arriva al sangue che scorre nei tuoi polmoni rivitalizzandolo, e quando espiri, le tossine presenti nel sangue, come ad esempio l'anidride carbonica, vengono espulse attraverso il respiro.

La maggior parte delle persone respira usando soltanto 1/3 della propria capacità polmonare – la parte alta dei polmoni, dove c'è solo un 20% del sangue effettivamente in circolazione!!

Chi respira in modo superficiale non completa lo scambio che si verifica nella sezione più bassa dei polmoni, zona in cui circola la maggiore quantità di sangue, il che significa che il sangue torna alle cellule carico di tossine e senza l'apporto del giusto fabbisogno di ossigeno.

Una respirazione lenta e profonda è l'elemento fondamentale per mantenere un corpo, una mente e uno spirito sani!

Per ottenere quindi il massimo beneficio dall'aria che respiriamo quotidianamente, impara a RESPIRARE DAL BASSO VERSO L'ALTO!

Il miglior modello di respirazione diaframmatica è rappresentato dalla seguente proporzione:

1 : 4 : 2

Inspira (con il naso) contando per multipli di 1.
Trattieni il respiro contando per multipli di 4.
Espira (con la bocca) contando per multipli di 2.

Un esempio pratico:

Inspira per 6 secondi.
Trattieni il respiro per 24 secondi.
Espira per 12 secondi.

Quando fai questo esercizio di respirazione, cerca di ripetere questo ciclo almeno 10 volte consecutive. Fai questo esercizio 3 volte al giorno per 10 giorni e non solo vedrai il tuo livello di energia aumentare *drasticamente*, ma noterai anche che sarai in grado di evitare le malattie molto più facilmente.

Quindi la prossima volta che sei preoccupato per la tua salute o vuoi rinforzare il tuo sistema immunitario, prima di prenderti qualcosa fai un paio di respiri diaframmatici e profondi. Le tue cellule saranno così pulite e pienamente ossigenate e avranno l'energia vitale necessaria per funzionare al meglio!

L'ESERCIZIO AEROBICO

Praticare esercizi aerobici è fondamentale per la salute, poiché **agisce sulla capacità del corpo di utilizzare al massimo l'OSSIGENO**, aiutandolo a *scorrere e circolare* nei vasi sanguigni.

Questo è essenziale perché vedi, tu puoi anche mangiare cibo sano e prendere tutti gli integratori più potenti ma, se la circolazione sanguigna è ridotta queste sostanze nutritive non riusciranno a raggiungere tutte le parti del tuo corpo, che quindi ne soffriranno e alla fine si ammaleranno.

Il New England Journal of Medicine ha pubblicato un articolo in cui si afferma che **le donne che praticano regolarmente questi esercizi riducono il rischio di tumori al seno del 72%!**

Per *"esercizio aerobico"* mi riferisco ad una forma di esercizio fisico continua, moderata e che duri almeno 15-20 minuti (a proposito, aerobico significa "con ossigeno"). Punta sulla durata dell' esercizio, *non* sull'intensità, e cerca di mantenere un ritmo moderato.

Se ti senti molto affannato mentre ti alleni, vuol dire che stai sbagliando qualcosa.

Ecco il modo corretto di fare esercizio aerobico: prima fai un po' di riscaldamento per 5-10 minuti, poi gli esercizi veri e propri per 15-20 minuti e alla fine altri 5-10 minuti di raffreddamento.

Durante la fase di riscaldamento il tuo battito cardiaco aumenta fino al 60% della sua capacità e nella fase dell'esercizio aerobico fino al 70% (È DURANTE QUESTA FASE CHE SI BRUCIANO I GRASSI). Poi durante la fase di raffreddamento il ritmo del battito scende al 55% della sua capacità.

Indipendentemente dall'età, dal peso e dall'abilità atletica, l'esercizio aerobico fa BENISSIMO.

Fa miracoli al cuore. Grazie all'esercizio aerobico il tuo cuore diventerà un muscolo forte e sano che ti sosterrà nei picchi di attività fisica e nei momenti di intensa emozione. Così facendo, avrai sempre a disposizione grandi riserve di energia per affrontare qualsiasi tipo di stress.

L'esercizio aerobico aumenta anche la quantità del tuo sangue (specialmente i globuli rossi e l'emoglobina), rinforza il tuo sistema immunitario, allarga i vasi sanguigni e i capillari che possono così trasportare più ossigeno, aiuta il processo di ossigenazione delle cellule e di eliminazione delle scorie e riduce

il rischio di malattie cardiache, pressione alta, diabete, ictus e cancro.

Inoltre grazie all'esercizio aerobico vengono emesse le endorfine, sostanze biochimiche dette anche "ormoni della felicità", che allentano lo stress, alleviano la depressione e stimolano il sistema immunitario. Per di più l'esercizio aerobico incrementa i livelli degli ormoni della crescita... l'ormone della giovinezza!

Gli esercizi possono essere aerobici ("con ossigeno") o anaerobici ("senza ossigeno"): e ciò che determina questa differenza è il livello di intensità.

Ecco qualche buon esempio di esercizio aerobico a bassa frequenza cardiaca: nuoto, ballo, corsa, bicicletta, canottaggio, spinning, ecc. Giusto per darti un'idea, se ti stai allenando aerobicamente, dovresti essere in grado contemporaneamente di sostenere una conversazione.

In sostanza: se vuoi avere un corpo veramente sano ed energico, devi fare dell'esercizio fisico (aerobico).

"Essere in salute", tra l'altro, non vuol dire avere un corpo perfettamente scolpito con tutti i muscoli in vista, significa piuttosto un funzionamento ottimale di tutti gli apparati del corpo, quello muscolare, il sistema nervoso, l'apparato digerente, il sistema linfatico e ormonale. Non cercare di essere solo in forma, ma piuttosto *in salute*, con un'abbondanza di energia e vitalità!

Fai una prova e giudica tu stesso il risultato: nell'arco dei prossimi 10 giorni, impegnati a fare dell'esercizio fisico (aerobico) almeno 6 volte! **E divertiti mentre ti alleni:** aggiungi degli elementi alla routine, come la musica, gli amici, un cambio di ambiente, un personal trainer, ecc. per darti maggiore stimolo e motivazione.

2. ACQUA – L'ESSENZA DELLA VITA

Quanta acqua bevi al giorno ?

L'acqua è la seconda cosa più importante di cui il tuo corpo ha bisogno.

Possiamo vivere mesi senza cibo, ma solo pochi giorni senza acqua.

Tutte le funzioni che si svolgono all'interno del nostro corpo avvengono in acqua: necessaria per trasportare le sostanze nutritive alle varie parti del corpo.

L'acqua è essenziale anche per portare le scorie tossiche fuori dalle cellule.

In effetti più del 70% del nostro corpo è fatto di acqua.

Il corpo utilizza l'acqua per regolare la temperatura corporea attraverso il sudore, che impedisce al corpo di surriscaldarsi, specie durante l'attività fisica o quando fa tanto caldo. Ricorda anche che il tuo corpo ha bisogno della stessa quantità di acqua sia quando fa freddo che quando fa caldo.

Il corpo umano è una macchina bio-elettrica che richiede un apporto di acqua costante.

Il sangue, che trasporta le sostanze nutritive e l'ossigeno in tutto il corpo, è costituito per l'85% di acqua, e allo stesso modo i fluidi linfatici, che trasportano il nutrimento alle cellule e portano via i materiali di scarto, sono composti di acqua.

L'acqua trasporta l'energia vitale, è la tua ancora di salvezza! Ognuna delle cellule che ci rendono quelli che siamo deve la propria vita ad un adeguato apporto di acqua.

> **L'acqua è necessaria per rimuovere gli scarti dal nostro corpo. Se non bevi abbastanza acqua il tuo corpo è costretto a riciclare acqua sporca e tutte le funzioni del tuo corpo ne risentiranno.**

Pensa a questi disturbi:

Pirosi, artrite, lupus, asma, colesterolo alto, pressione alta, malattie cardiache, formazione di masse cancerose, vampate e problemi mestruali, obesità, allergie, bulimia, sindrome da affaticamento cronico, angina, dolori alla schiena, gotta, calcoli renali, affezioni dermiche, diabete, funghi/crescita eccessiva di lieviti, sclerosi multipla, emicrania, dolori in generale, nausea mattutina, depressione, menorragia, colite, dispepsia, ulcera peptica,...

Pensi che abbiano qualcosa a che fare con la carenza d'acqua ?

Nel suo libro "Il tuo corpo implora acqua" (Macroedizioni), il Dr. Fereydoon Batmanghelidj, esperto di acqua rinomato in tutto il mondo, afferma che i disturbi elencati sopra non sono altro che i molti modi in cui il nostro corpo soffre per la **carenza d'acqua**. Il lavoro del Dr. Batman ha aiutato migliaia di persone a sconfiggere i propri problemi di salute *senza fatica e a buon mercato*.

Qualche anno fa ho sentito parlare a una conferenza sulla salute alle Hawaii il Dr. Batman, che ci ha rivelato di aver curato più di tremila persone affette dalle malattie descritte sopra semplicemente con... (indovina un po') acqua!

Il problema è che la maggior parte della gente non beve abbastanza acqua, e il corpo reagisce a questa carenza manifestando quei sintomi che noi riconosciamo come malattie.

Quindi la disidratazione può causare disturbi seri; poiché per continuare a svolgere tutte le sue funzioni con una insufficiente quantità di acqua, il corpo ne risente.

> Il cervello è composto per l'80% da acqua, e nonostante pesi solo 1/50 del peso corporeo totale, consuma 1/20 del sangue nel corpo.

Con la disidratazione il livello di energia nel cervello scende, portando a depressioni e sindromi croniche.

"Bevo caffè, Coca-Cola e birra. Contengono acqua, vero ?"

No. Questi tipi di bevande agiscono da diuretico, ovvero causano una *perdita* di acqua.

Il problema è che da qualche tempo si è deciso che l'acqua è una bevanda scialba e "noiosa", per cui si è cominciato ad ignorarla e a sostituirla con caffè, birra, vino e bevande gassate che creano dipendenza, e che hanno portato tantissima gente a una condizione di *pericolosa disidratatazione* (unitamente al fatto che molti medici oggi non sono in grado di riconoscere facilmente che molte malattie siano causate da una carenza di acqua).

Per cui questa disidratazione di fondo continua a causare problemi, i cui sintomi di ALLARME vengono soffocati con i soliti farmaci.

Quanta acqua devo bere ?

Ogni giorno perdi acqua attraverso il respiro, il sudore, l'urina e l'eliminazione delle tossine e delle scorie. Affinché il tuo corpo funzioni correttamente dovresti bere la 32esima parte del tuo peso in litri di acqua. Per esempio, se pesi 80 kg dovresti bere 2,5 litri di acqua al giorno. Questo vale per soggetti in condizioni sedentarie, in caso di attività fisica è necessario aggiungere alla quantità calcolata uno o due bicchieri d'acqua per ogni ora di attività svolta.

Il tuo consumo di acqua dovrebbe essere costante durante tutta la giornata. Potresti chiederti se bevendo così tanto dovrai poi andare molte volte al bagno. Ebbene la risposta è sì, ma dopo qualche settimana la tua vescica tenderà ad adattarsi e urinerai meno frequentemente e più abbondantemente.

E assumendo questa quantità di acqua durante la giornata, sarai sulla strada giusta per un corpo in salute.

3. NUTRIMENTO

"Perché dobbiamo accettare come normale ciò che troviamo in una razza di esseri deboli e malati?"

—Herbert M. Shelton

Se ti dicessi che una persona su due che conosci verrà uccisa o assassinata prima che arrivi il suo momento, penseresti a un'epidemia nazionale? E se tutto quello che dovessi fare per impedire queste morti fosse solo far cambiare a queste persone le loro abitudini alimentari?

La National Academy of Sciences (NAS) riferisce che 1 persona su 2 è destinata a morire a causa di malattie cardiache e 1 su 3 di cancro, e che queste morti possono essere evitate, poiché sono legate all'alimentazione e allo stile di vita.

Analogamente, la American Medical Association (AMA) ha pubblicato dei dati secondo i quali l'85% delle principali malattie, inclusi diabete, malattie cardiache, ictus, cancro, pressione alta, obesità, osteoporosi, malattie epatiche, ecc., sono da attribuirsi all'alimentazione.

Prima di dare un'occhiata a cosa dovremmo mangiare, teniamo bene in mente il fatto che **siamo continuamente condizionati a credere che la malattia sia un mistero che va al di là del nostro controllo.**

In questo mondo così influenzato dal monopolio della medicina, le prove scientifiche provengono da quei gruppi *disposti a pagare di più per averle*. Le scoperte degli scienziati sono influenzate da *chi paga il loro stipendio*, piuttosto che dal genuino interesse di scoprire i veri fattori scientifici e verificabili.

Negli Stati Uniti le industrie delle carni e del junk food ("cibo spazzatura") finanziano e influenzano la maggior parte delle ricerche in campo nutrizionale nelle principali università e istituzioni, tant'è vero che negli ultimi 50 anni i contributi più generosi per le ricerche nutrizionali sono stati fatti dalle industrie dello zucchero, della carne e le industrie casearie (come la **American Meat Institute, Coca Cola, Hershey Foods,**

McDonald's, General Foods, e the Sugar Research Foundation solo per citarne alcune).

La American Society of Clinical Nutrition che pubblica la rivista American Journal of Clinical Nutrition è finanziata da aziende come **CocaCola, NutraSweet, Nabisco, Borden e molte case farmaceutiche.**

Hello?!!!

C'è per caso un conflitto di interessi qui?

I giganti dell'industria alimentare controllano le abitudini alimentari negli Stati Uniti. L'industria casearia e della carne hanno sfruttato per decenni le *false* credenze in merito all'alimentazione per *promuovere* i loro prodotti, infatti le scuole e le pubblicità insegnano che la carne e i latticini sono essenziali per il nostro benessere. **Questo è il risultato di miliardi di dollari spesi per influenzare l'opinione pubblica e i programmi scolastici.**

La grande industria è guidata dall'economia, non dalla scienza.

Ci stanno facendo il lavaggio del cervello con tutte quelle pubblicità che continuano a bombardarci in ogni momento della giornata, che ci dicono cosa dobbiamo mangiare, come dobbiamo vivere, cosa è meglio comprare, ecc. Stanno in effetti distruggendo la vita delle persone.

A causa di quest'alimentazione basata su alimenti molto elaborati e raffinati, carenti di quelle sostanze nutritive che sono in realtà essenziali, i paesi più ricchi e tecnologicamente più avanzati del mondo stanno ora soffrendo di ogni forma di malnutrizione e malattie degenerative.

L'ex Surgeon General C. Everett Koop disse a proposito dell'alimentazione americana:

"Una scelta personale pare influenzare le proprie prospettive di salute a lungo termine più di qualsiasi altra cosa: QUELLO CHE MANGIAMO."

Questo è l'inghippo: l'Establishment convince la gente che non ha importanza cosa si mangia, qualsiasi "cibo", per quanto elaborato, devitalizzato o riempito di additivi chimici va bene purchè si integri la dieta con vitamine, minerali, rimedi contro le allergie e altri farmaci.

Pazzesco! La realtà è che la vera salute e il vero benessere si ottengono solo vivendo secondo le regole naturali della fisiologia umana.

Vivere in salute vuol dire osservare semplici leggi naturali, infatti il corpo è totalmente autosufficiente se le sue esigenze sono soddisfatte, e fondamentalmente queste esigenze sono **aria, luce, acqua, cibi biologici, diete depurative a base di frutta e verdura, un riposo adeguato, esercizio fisico, svago, amore e padronanza personale.**

Il Destino della Tua Salute è nelle Tue Scelte: Le Cause delle Malattie Sono Sotto il Tuo Controllo

La causa principale della maggior parte delle malattie al giorno d'oggi è la mancanza di sostanze nutritive e la presenza di sostanze tossiche nel cibo che mangiamo.

Non esiste una cura neppure per il più comune raffreddore. Il sistema immunitario è letteralmente la nostra unica difesa contro le malattie, ma è impotente se non ha un'arma con cui combattere, e l'arma di cui ha bisogno è una <u>corretta alimentazione</u>.

Il nostro sistema immunitario è più forte di qualsiasi medicina; è questo formidabile sistema che previene e cura le malattie. Non c'è quindi da stupirsi allora del fatto che la maggior parte delle malattie degenerative siano causate da un cattivo funzionamento del sistema immunitario.

Questo accade quando si adotta un'alimentazione povera e fondamentalmente non ci si prende cura di se stessi. **Le malattie e i disturbi non sono altro che il risultato di molti anni di cattiva alimentazione.**

Si stima che il 90% della nostra società sia in qualche modo malnutrito, non dalla mancanza di cibo bensì dalla *carenza di sostanze nutritive* nel cibo che mangiano.

> ## In altre parole, '*SIAMO NUTRIZIONALMENTE DENUTRITI*'.

Questo lo si può notare in tutto il mondo con il dilagare dell'epidemia di malattie. L'aumento della percentuale delle malattie degenerative è *direttamente proporzionale* all'impoverimento della qualità dei cibi!

Quasi tutti i tipi di malattie e di problemi cardiaci sono il risultato diretto di una cattiva alimentazione e di un corpo non equilibrato!

L'errata alimentazione è ora al primo posto tra le cause delle malattie degenerative.

Alla fine il sistema immunitario non può più lottare, ed è allora che la malattia degenerativa inizia a svilupparsi. Malattie degenerative come il diabete, il cancro, le malattie cardiache, il colesterolo e molte altre hanno iniziato a diffondersi a livello esponenziale solo negli ultimi anni!

> **La chiave per avere un forte sistema immunitario è avere abitudini di vita biologicamente corrette.**

Più naturale è il cibo che mangiamo, più forte sarà il sistema immunitario e la salute delle nostre cellule.

Quindi la domanda è: il cibo che TU mangi è cibo idoneo per le tue cellule?

Per funzionare al meglio, le tue cellule hanno bisogno dell'energia, delle vitamine, dei minerali, delle proteine, dei grassi e degli antiossidanti che solo gli **alimenti ricchi di sostanze nutritive** contengono. Ecco perché dobbiamo essere CONSAPEVOLI di quello che mangiamo.

> **Se mangiamo del cibo non sano generiamo cellule tossiche e malate, che a loro volta ci intossicano e ci fanno ammalare.**

Con le giuste sostanze nutritive le tue cellule riescono a guarire il corpo più velocemente, a ritardare il processo di invecchiamento, a crescere e mantenersi sane... per non parlare dell'energia disponibile durante tutta la giornata!

Dunque, STAI aiutando le tue cellule a funzionare bene (...o no)?

> **SEI CIÒ CHE MANGI. SE VUOI ESSERE *VIVO*, MANGIA *VIVO*.**

"Niente beneficerà la salute umana ed aumenterà le possibilità di sopravvivenza sulla terra quanto l'evoluzione verso un'alimentazione vegetariana".

— Albert Einstein

"Fatti non foste a viver come bruti ma per seguir virtude e conoscenza."

— Dante Alighieri

> **Quello che dovremmo mangiare non è un mistero. Questo è stato determinato con totale certezza, come è certo che è meglio bere acqua anziché Coca-Cola e respirare ossigeno invece del fumo.**

Pensaci un attimo... il tuo corpo è fatto di acqua per più del 70%, il tuo cervello per l'80%. Non pensi abbia senso che una grossa percentuale della tua dieta dovrebbe basarsi su alimenti che siano ad alto contenuto di acqua?

"Vivo" significa che il cibo è ancora ricco di enzimi naturali e vitali, che vengono distrutti quando il cibo viene cotto a temperature superiori ai 40° C (104° F). Gli alimenti vivi sono cibi vegetali che non sono stati cotti, né elaborati o raffinati in nessun modo.

Il cibo vivo comprende frutta e verdura non cotte, frutta secca e semi crudi, erbe, germogli e semi di ogni tipo (lino, sesamo, girasole, ecc.). Questi alimenti sono PIENI di sostanze nutritive e proprietà curative e dovrebbero costituire almeno il **70-80% della tua dieta.**

Ogni alimento ha in sé una carica di energia elettrica. Se mangiamo costantemente cibi che non ci danno energia accumuleremo tossine e acidi. Le sostanze che aumentano la nostra ENERGIA sono **l'ossigeno, l'acqua, il sole e gli ALIMENTI VIVI.**

Le verdure e i **germogli** dei semi e delle noci sono i cibi che contengono il più alto livello di energia. Un seme secco è vivo ma "inattivo". Quando viene fatto germogliare in acqua il seme si risveglia e nel suo interno inizia una frenetica attività enzimatica.

Il processo di germinazione AUMENTA ESPONENZIALMENTE il valore nutritivo dei semi fino a farli diventare una ricca fonte di **clorofilla e proteine**, che aiutano le cellule a rigenerarsi e rinforzano il sistema immunitario.

Più la nostra dieta è ricca di questi cibi ad alto contenuto energetico, più la nostra vita migliorerà e la nostra energia aumenterà. *Se vuoi più energia, mangia più alimenti vivi.*

> *"Se noi in quanto società passassimo a una dieta vegetariana, l'aterosclerosi coronaria, responsabile della maggior parte delle malattie cardiache, scomparirebbe."*
>
> —William Roberts, M.D., American Journal of Cardiology

Perchè il cibo vivo guarisce?

Il cibo vivo contiene grandi quantità di *minerali, vitamine e fitonutrienti (medicine vegetali naturali)* che rinforzano il tuo sistema immunitario, aumentano la tua energia e *invece di intasare il tuo corpo, lo aiutano a purificarsi,* prevenendo o curando la **maggior parte delle malattie degenerative.**

Inoltre, gli alimenti vivi contengono miriadi di *enzimi vivi*, che assicurano una digestione e una salute ottimale, e un perfetto svolgimento di tutte le funzioni.

Le carenze nutrizionali rendono multimiliardaria l'industria farmaceutica, che sfrutta la tua malattia per i suoi profitti.

ALIMENTI RICCHI DI ACQUA: IL TUO MIGLIORE CARBURANTE

Per mantenere un *ambiente interno* pulito il tuo corpo ha bisogno di alimenti *vivi* e freschi con un alto contenuto di acqua.

L'acqua è l'elemento con cui sono formati tutti i liquidi vitali che bagnano ognuna delle miliardi di cellule del tuo corpo. Meno alimenti tossici consumi, minore è l'energia che verrà dispersa nel cercare di eliminare le sostanze velenose, e il risultato sarà che avrai molta più energia a disposizione, senza mai ammalarti.

Come fanno gli alimenti cotti ed elaborati a provocare malattie?

Siamo tutti stati condizionati sin dall'infanzia a mangiare alimenti cotti.

Il problema del cibo cotto è che produce tante sostanze tossiche. Infatti, con la cottura vengono distrutti i tessuti vivi che contengono le sostanze nutritive, trasformandole in sostanze tossiche, poiché durante la cottura la struttura chimica del cibo subisce numerosi cambiamenti.

Fai in modo che la tua dieta consista almeno per il 75% di alimenti vivi, ossia crudi; in questo modo il tuo corpo sarà in grado di smaltire l'accumularsi delle tossine contenute nei cibi cotti. Quantità maggiori di cibo cotto causano invece un eccessivo accumulo di tossine che porta poi alla malattia.

Gli alimenti vivi sono pieni di sostanze nutritive, specialmente di ENZIMI che agevolano la digestione, una delle funzioni che richiede più energia in assoluto.

Il cibo cotto affatica molto la digestione, disperde energia e

accumula tossine nel tuo sistema. Meno energia viene "risucchiata" dal tuo sistema, più ne hai per rafforzare la tua salute.

Le sostanze nutritive contenute negli alimenti vivi sono pre-digerite, rendendone più facile l'assimilazione da parte del corpo. Il fruttosio per esempio, viene assorbito dal sangue in pochi minuti.

Quando mangiamo alimenti elaborati o troppo cotti forziamo il corpo a rilasciare i suoi stessi enzimi per digerire qualsiasi cosa venga ingerita, ma oltre agli enzimi il nostro corpo deve impiegare anche vitamine, minerali, proteine e ormoni, che è costretto a ricavare intaccando le sue preziose riserve, causando l'indebolimento delle cellule, l'accumulo di tossine, l'aggravamento delle condizioni e infine la malattia.

> *"L'origine di molti dei nostri problemi di salute sta in ciò che mangiamo.*
> *Chiunque abbia iniziato a cuocere il cibo 40.000 anni fa non aveva certo considerato che non siamo fatti per mangiare cibo cotto. Siamo fatti per mangiare cibo crudo come le altre specie."*
>
> —Ed Douglas, direttore dell'American Living Foods Institute

---

Più alta è la percentuale di alimenti vivi nella tua dieta, maggiori sono i benefici che ne trarrà la tua salute. Gli alimenti vivi prevengono e curano molte malattie croniche.

I centrifugati di verdura sono incomparabili nella loro azione depurativa rivitalizzante, rigenerante e alcalinizzante. I succhi estratti da verdure fresche contengono importanti elementi nutritivi (vitamine, minerali, antiossidanti, acqua e clorofilla) in grado di curare il tuo corpo (da anni alimentato da cibi cotti) e rafforzando così la tua salute e vitalità.

Fin dal primo istante in cui cominci a consumare questo tipo di alimenti, il tuo sangue inizierà a purificarsi.

Queste bevande a base di verdure fresche sono inoltre ricche di enzimi vivi facilmente assorbibili che raggiungono le cellule nel giro di un quarto d'ora e incrementano la crescita di cellule sane. Per ottenere questi enzimi inizia a bere centrifughe di verdura fresca (inclusi i germogli di semi e legumi) e mangia verdura fresca 2 o 3 volte al giorno.

Gli alimenti vivi hanno un potere curativo straordinario e sono fondamentali per godere di una salute eccellente e di un'enorme quantità di energia. I **migliori cibi antiossidanti e altamente nutritivi comprendono:** *verdure a foglia verde, avocado, broccoli, cetrioli, spinaci, carciofi, asparagi, sedano, more, mirtilli, melograno, bacche di Goji, mandorle, basilico, prezzemolo, limoni, semi di lino, di girasole, di canapa e di zucca, alghe, germogli, cavoletti di Bruxelles, clorella, erbe e cereali integrali.* **Questi alimenti ricchi di nutrienti e antiossidanti, se consumati regolarmente, ti proteggeranno dal cancro, dalle malattie cardiache e da altre gravi malattie.**

Se vuoi dei suggerimenti per preparare dei piatti gustosi e salutari, sappi che ci sono in commercio TANTISSIMI ottimi libri di ricette "crude" che puoi trovare facilmente in libreria o nelle grandi erboristerie.

ABITUDINI DISTRUTTIVE

Prima di proseguire chiariamo un punto: abbiamo visto che l'origine di tutte le malattie è l'accumulo delle tossine, anche detto "auto-intossicazione". In altre parole, **ci avveleniamo letteralmente con il nostro stile di vita!** Consumare cibi, bevande e sostanze tossiche (compresi i farmaci e le droghe), **È UN CONTROSENSO! Le abitudini come lo zucchero, l'alcool, la caffeina, la nicotina e i farmaci aumentano tutte il rischio di malattia e danneggiano la salute.**

ZUCCHERO

Lo zucchero è una *droga che dà dipendenza.* La cosa davvero triste e *devastante* è che la dipendenza da zucchero è ritenuta accettabile, non è vista come una cosa seria, quando in realtà lo è molto. Lo zucchero danneggia gravemente la salute provocando patologie quali il diabete, il sovrappeso e l'obesità e le malattie cardiache.

ALCOOL

L'alcool è un *depressivo*, **nel senso che deprime la cellula umana** e provoca danni al sistema nervoso centrale e periferico (neuropatie, danni cerebrali). L'alcol ha un effetto tossico sia acuto che cronico sul pancreas, provocando pancreatiti: una condizione potenzialmente fatale. Mi pare abbastanza.

CAFFEINA

L'industria del caffè sa bene che **la caffeina spegne il naturale senso di vitalità** e, preso abitualmente, crea un forte bisogno in tutto l'arco della giornata, tanto che si sta addirittura male quando se ne deve fare a meno.

Il caffè non è un cibo, e nemmeno una bevanda, bensì un veleno. È una droga che contiene molte sostanze tossiche e più di 200 tipi di acidi. La caffeina non dà energia, e quel senso di energia che avverti quando la assumi viene dallo sforzo che il tuo corpo esercita per neutralizzare questo veleno. In altre parole, l'eccitazione che si prova quando si beve del caffè, altro non è che un furte dispendio di forze vitali che indebolisce il corpo. Le possibili conseguenze sono: pressione arteriosa, colesterolo, problemi di digesione, ipertensione, insonnia, ansia, depressione, affaticamento cronico e mal di testa.

NICOTINA

Ogni giorno mille americani smettono di fumare. Morendo. Ti prego di ascoltare attentamente: non puoi fumare ed essere in salute. Il fumo è la causa di più del 90% dei casi di cancro ai polmoni ed è responsabile di circa un quarto dei decessi per attacco cardiaco. Circa il 75% dei decessi per bronchite cronica ed enfisema sono causati dal fumo.

Se sei tra le persone che ancora fanno del male a se stesse e agli altri fumando, *per favore smetti immediatamente!* Fai il possibile per riuscirci, se hai bisogno di un aiuto dai un'occhiata ai lavori di Allen Carr o del Dr. John Grosboll, o semplicemente smetti da solo: pensa alle conseguenze peggiori del fumo e immaginale su di te (pensa alle limitazioni e ai dolori che hai avuto in passato e a tutte le sofferenze che avrai in futuro se non smetti), e poi immagina tutta la libertà, la gioia e la salute che avrai una volta fatto questo cambiamento – adesso prendi *una vera decisione e liberati da questo schema una volta per tutte!*

DROGHE/FARMACI
Come ben sappiamo, gli effetti delle droghe e delle sostanze chimico-farmaceutiche – legali o illegali che siano – sono altamente tossiche e distruttive.

CI SONO 3 VELENI CHE DEVI ELIMINARE SE DAVVERO VUOI STARE BENE

VELENO N. 1:

I GRASSI RAFFINATI E FRAZIONATI *("GRASSI CHE UCCIDONO")*

Con tutta la confusione che regna intorno ai grassi, vediamo di fare un pò di chiarezza. Se fai uso di GRASSI O OLI IDROGENATI O PARZIALMENTE IDROGENATI ti stai mettendo nei guai!

> Se sull'etichetta leggi le parole idrogenato o parzialmente idrogenato,
>
> NON MANGIARLO.

Questi grassi sono chiamati *grassi trans*, e si creano quando l'olio vegetale normale viene lavorato, raffinato, frazionato fino a diventare olio parzialmente idrogenato. Il processo di idrogenazione consiste nel trattare una miscela di oli vegetali raffinati a temperature di circa 260°C. Questa miscela viene poi sottoposta ad una forte pressione e fatta reagire per 6-8 ore con gas idrogeno in presenza di un catalizzatore metallico.

L'idrogenazione è diventata popolare in America perché questo olio non deperisce e non diventa rancido così velocemente come gli oli normali e pertanto ha una durata maggiore.

Questi grassi sono molto pericolosi e presenti nella maggior parte dei cibi in commercio (come la margarina, i crackers, le torte, ecc.). All'industria alimentare piacciono i *"trans"* perché sono più economici dei grassi tradizionali e hanno un'ottima conservabilità e stabilità. Potete lasciare un mattoncino di margarina sul tavolo per anni e non sarà intaccato da larve, insetti o roditori.

Il Dr. Jeffrey Aron, professore di medicina presso l'università della California a San Francisco e uno dei maggiori esperti in America sui grassi idrogenati e sui loro effetti sul corpo, afferma:

> *"Dovrebbero mettere un avvertimento sul cibo preparato con questi grassi, proprio come fanno sui pacchetti di sigarette. Sono così nocivi."*

Perché fanno così male?

Le malattie cardiovascolari sono la principale causa di decessi nel mondo. I grassi CATTIVI (come i "grassi trans" o gli "acidi grassi trans", o ancora i "grassi idrogenati") favoriscono l'insorgenza di malattie cardiovascolari, poiché non solo aumentano il livello del colesterolo LDL ("cattivo"), ma diminuiscono quello del colesterolo HDL ("buono"), che aiuta a proteggere contro le malattie coronarie. Inibiscono inoltre il legame tra insulina e cellule, creando problemi legati al glucosio che portano al diabete e all'obesità.

In altre parole, questi grassi cattivi intasano le tue arterie, col tempo "ostruiscono i tubi" che portano nutrimento al cuore e al cervello, causando *direttamente* problemi di cuore (attacchi cardiaci) o ictus.

GRASSI NATURALI ("GRASSI CHE CURANO")

Si fa molta confusione nella nostra società quando si parla di grassi, che sono però essenziali per la nostra dieta: il nostro corpo ha bisogno di grasso, ma di quello **buono**. Acidi grassi essenziali come gli oli omega-3 e omega-6 fanno molto bene alle cellule, ai tessuti, alle ghiandole e a tutti gli organi del corpo. Sono essenziali per un corretto funzionamento di tutte le parti del corpo e per una salute ottimale.

Questi grassi buoni rinforzano e ripuliscono il nostro corpo: sono necessari per la formazione di membrane cellulari e lubrificano il corpo in modo che le cellule possano svolgere il loro compito in armonia. In particolare poi questi grassi si **legano alle tossine, facilitando così il processo di eliminazione.** Inoltre il grasso buono è **una delle principali fonti di energia** per il corpo.

> **I grassi buoni agiscono come l'olio nelle macchine. Trasportano le sostanze nutritive alle cellule e allo stesso tempo incapsulano ed eliminano le tossine accumulate dal corpo.**

Il Dr. Udo Erasmus, il più grande esperto al mondo in fatto di grassi e sul loro effetto sulla salute umana, afferma che una dieta povera di acidi grassi essenziali può portare a infarti, ictus, artrite, malattie auto-immuni, fragilità ossea, mancanza di energia, pelle secca, sovrappeso, diabete II, depressione e disturbi mentali (inclusi schizofrenia, sindromi ossessivo-compulsive, ansia) e il morbo di Alzheimer. Tuttavia, sostiene che **tutte queste condizioni possono essere velocemente migliorate aumentando l'assunzione di grassi essenziali.**

Il Dr. Erasmus ha creato una sua personale miscela di oli (Udo's Choice Oil Blend), che io raccomando calorosamente perché contiene tutti i grassi buoni di cui il corpo ha bisogno. Tra l'altro, durante i seminari sulla salute che teniamo in tutto il mondo con la Anthony Robbins Companies, usiamo sempre "Udo's Oil" per aiutare i partecipanti a pulire ed energizzare il proprio corpo.

Comunque puoi trovare tutti i *grassi buoni* di cui hai bisogno nell'olio di pesce e nelle noci, nelle mandorle, nell'avocado, nei semi di sesamo, di lino, di zucca e di girasole.

Il problema nella nostra società è che assumiamo quotidianamente grassi cotti e raffinati (*grassi cattivi*) i quali ostruiscono i vasi sanguigni a tal punto che l'ossigeno non riesce più a circolare all'interno del sistema, e tanto meno le sostanze nutritive! Ecco perché **una persona su due muore per malattie di cuore! Le malattie cardiovascolari restano la prima causa di morte *al mondo* sia per le donne che per gli uomini!**

Cosa posso fare?

➢ Evita i cibi fritti e non usare più l'olio per cucinare! Erasmus la mette in questo modo: "Se volete friggere, l'unico olio che potete usare è l'acqua". Quindi, niente fritti e niente soffritti.

➢ Usa l'olio extra-vergine di oliva al posto del burro e della margarina.

➢ Cerca di limitare i prodotti da forno (biscotti, pasticcini, crackers).

➢ Evita il consumo di alimenti già preparati e confezionati.

VELENO N. 2: LA CARNE

"È deplorevole che il mondo faccia così fatica ad accettare la verità".

—Le Grand Richards

Sappiamo che la dieta gioca un ruolo fondamentale nel determinare il nostro livello di salute, ma con tutte le informazioni contraddittorie che sentiamo dai media, è facile rimanerne confusi riguardo a quello che dovremmo e non dovremmo mangiare.

Tuttavia le prove schiaccianti ci chiariscono le idee: **studi su studi hanno dimostrato che mangiando più cibo di derivazione vegetale e meno di derivazione animale, la nostra salute migliora.**

Cerca di capire: possiamo facilmente proteggerci dalle malattie! Dobbiamo semplicemente *SMETTERLA* di "scavarci la fossa con i nostri stessi denti!"

> *"Scegliere cibi a base di cereali, legumi, frutta e verdure è il modo migliore per mantenersi sani."*
>
> *(American Dietetic Association)*

Studi e ricerche hanno dimostrato che una dieta vegetariana riduce drasticamente i rischi di: sovrappeso, diabete mellitus, malattie coronariche, ipertensione arteriosa e cancro.

Dopo più di <u>40 ANNI DI RICERCA</u> sull'impatto che l'alimentazione ha sulla salute, il Dr. T. Colin Campbell ha concluso:

"Le persone che mangiavano alimenti di derivazione animale hanno contratto diverse malattie croniche, mentre quelli che hanno basato la loro dieta su cibi di derivazione vegetale godevano di ottima salute e avevano sviluppato una predisposizione ad evitare le malattie croniche."

> *"Persino l'assunzione di piccole quantità di alimenti di derivazione animale, come carne, uova e latte, è associata all'aumento di malattie degenerative croniche."*
>
> —T. Colin Campbell, PhD

Walter Willett, direttore del dipartimento di nutrizione presso la Harvard School of Public Health, ritiene che una dieta ricca di frutta e verdure abbia un'importanza fondamentale nel ridurre tutte le principali cause di malattie.

Pensa a questo. Negli Stati Uniti ogni 35 secondi, 24 ore su 24, qualcuno muore a causa di <u>problemi cardiovascolari</u>, e le relative cure rappresentano un giro d'affari esorbitante. Gli interventi chirurgici costano migliaia di dollari, mentre la gente prende sempre più medicinali ogni giorno, per la gioia delle aziende farmaceutiche che continuano ad arricchirsi.

Nel frattempo numerosissimi studi e ricerche hanno ampiamente dimostrato che una dieta a base di alimenti vegetali, ricca di cereali, legumi, frutta e verdura, può totalmente *sconfiggere* le malattie del cuore!

Per esempio il Dr. Dean Ornish ha *conclusivamente dimostrato* che **le malattie cardiache possono essere facilmente <u>sconfitte</u> semplicemente modificando lo STILE DI VITA e <u>senza uso di farmaci o chirurgia</u>.** Lui é il primo clinico a offrire prove documentate che la malattia cardiaca può essere fatta regredire semplicemente cambiando lo stile di vita.

Somministrando ai pazienti una dieta vegetariana molto semplice, a base di cibi non raffinati, con un apporto di grassi ridottissimo, abbinata ad esercizio fisico, a tecniche di gestione dello stress ed alla partecipazione a gruppi di supporto, è riuscito a dimostrare che "la maggioranza delle lesioni arteriosclerotiche potevano effettivamente regredire, a prescindere dall'età del paziente".

Fondato sul suo studio scientifico internazionalmente riconosciuto, il programma del Dr. Ornish ha dato meravigliosi risultati. **I partecipanti hanno ridotto o cessato le medicazioni; il loro dolore al petto é diminuito o scomparso; essi si sentono più energetici, felici, e calmi; hanno perduto peso pur mangiando** di più; e **le ostruzioni nelle arterie coronarie sono effettivamente regredite.**

Analogamente, Caldwell Esselsyn della Cleveland Clinic ha dimostrato che un'alimentazione vegetariana semplice e naturale, molto povera di grassi, zucchero e sale, ma ricca di fibre, è in grado, da sola, di far **regredire la malattia coronarica.** 18 pazienti coronaropatici, trattati con terapia conservativa per 8 anni presso il reparto di cardiologia della Cleveland Clinic, con livelli medi di colesterolo di 237 mg%, nel corso dei precedenti 8 anni di osservazione avevano presentato 49 eventi cardiovascolari.

Quando questi stessi pazienti furono arruolati in uno studio clinico (Esselstyn's Diet Trial), ed iniziarono il programma dietetico a base di semplici cibi vegetariani, **i livelli medi di colesterolo scesero al di sotto dei 150 mg% e nei 12 anni successivi all'inizio del Trial vennero riportati <u>0 eventi cardiovascolari,</u> non si registrarono decessi, non si resero necessari interventi chirurgici, né si ebbero casi di ictus cerebrale, e <u>nel 100% dei casi si verificò l'arresto e la *regressione* della malattia coronarica.</u>**

Il consumo di carne non è solo correlato alle malattie del cuore, ma anche e soprattutto al rischio di cancro.

È triste che le persone non abbiano la minima idea di quanto POTERE abbiano le proprie scelte in fatto di alimentazione.

Per dirla in modo semplice, i paesi con il maggior consumo di carne hanno le più alte percentuali di casi di cancro alla prostata, mentre dove la carne viene consumata in piccole quantità, le percentuali sono nettamente inferiori.

Uno studio pubblicato sul *Journal of the American Medical* del 2005 ha evidenziato che coloro che mangiavano un'abbondanza di carne erano doppiamente a rischio di cancro al colon rispetto a coloro che ne consumavano in piccole quantità.

La American Cancer Society fa DUE RACCOMANDAZIONI FONDAMENTALI per prevenire il cancro attraverso la dieta:

- **N. 1: Mangiare più cibi di derivazione vegetale.**
- **N. 2: Mangiare meno cibi di derivazione animale.**

La maggior parte dei cancri può essere prevenuta semplicemente adottando una dieta a base di alimenti vegetali, evitando il più possibile i cibi trattati e conducendo uno stile di vita attivo e senza fumo.

Non potrai mai vivere secondo i principi della vera salute finché la tua dieta continuerà a basarsi su alimenti di derivazione animale.

Il problema è che le proteine della carne sono molto difficili da digerire e richiedono l'impiego di molti enzimi della digestione. La carne non digerita rimane nell'intestino e **va in putrefazione**, cioè produce delle sostanze velenose e tossiche, e che a loro volta creano un ulteriore accumulo di tossine. E le cellule cancerogene si fortificano in un ambiente tossico.

> **In altre parole, quando mangi carne arrechi dei danni al tuo corpo.**

Il Dr. T. Colin Campbell, rinomato ricercatore coinvolto nel "China Study", sostiene: **"Una delle cose di cui sicuramente sentirete parlare nei prossimi 10-15 anni, è che la proteina animale è una delle sostanze più tossiche in assoluto."**

La carne che consumiamo contiene anche gli antibiotici che vengono dati al bestiame, gli ormoni della crescita, antiparassitari e molti altri medicinali. Questi farmaci purtroppo passano direttamente al consumatore, contribuendo alla diffusione di malattie legate al consumo di carne come le coronarie e la pressione alta.

Ma allora da dove posso prendere le mie PROTEINE!?

La storia delle proteine è stata *deliberatamente* manipolata dai commercianti, a tal punto che questa è sempre la prima domanda che viene posta riguardo alle diete che non includono prodotti di origine animale. La maggior parte delle persone si sorprende quando scopre che il nostro fabbisogno proteico è in realtà molto basso.

Assumere troppe proteine è infatti peggio per la nostra salute che assumerne in quantità esigue.

In effetti, uno dei principali fattori responsabili di molte malattie degenerative è l'eccessivo consumo proteico.

Quindi invece che preoccuparti di come assumere più proteine, dovresti piuttosto preoccuparti di starne assumendo troppe! Viviamo in una società che si sta avvelenando con le proteine!

La verità è che è praticamente impossibile non assumerne a sufficienza, tant'è vero che i casi di carenza proteica sono quasi inesistenti nella nostra società.

Il nostro vero fabbisogno di proteine può essere facilmente determinato in modo definitivo esaminando il contenuto proteico del latte materno.

Certo!

Usa il buon senso! In quale fase della vita il bisogno di proteine è maggiore?

La fase in cui cresciamo di più e in cui abbiamo più bisogno di proteine sono i primi sei mesi di vita, perché quando siamo piccoli cresciamo più in fretta di qualsiasi altro periodo della nostra vita, di conseguenza il nostro fabbisogno proteico è altissimo. **TUTTAVIA il latte materno contiene meno del 2% di proteine!!!** Tra l'altro la frutta ne contiene più o meno la stessa percentuale.

La verità riguardo alle proteine è che non devi ASSOLUTAMENTE preoccuparti di non starne assumendo abbastanza, e tieni presente che il 70% delle tue proteine viene creato all'interno del tuo corpo. In altre parole, il tuo corpo ricicla le tue proteine usandole nuovamente, e più il tuo corpo sta bene, meno proteine servono!

Tutti gli aminoacidi che servono per le proteine sono contenuti nei vegetali, per cui se mangi una varietà di frutta, verdura, semi e legumi, avrai un'abbondanza di proteine. Per esempio, **la lattuga è composta per il 34% da proteine, i broccoli per il 48%!**

Gli animali più forti del mondo, come i cavalli, i gorilla e gli elefanti, si nutrono solo di piante, e di sicuro non mangiano bistecche e non fanno colazione con un frullato proteico!

Ma la carne la devo mangiare per avere energia, giusto?

No. La proteina è l'ultima cosa di cui il tuo corpo ha bisogno per avere energia. La prima cosa che il tuo corpo utilizza è lo <u>zucchero</u>, la seconda sono i <u>carboidrati</u>, poi i <u>grassi</u> e infine, all'ultimo posto ci sono le proteine. Inoltre, un eccessivo apporto proteico nel corpo produce azoto, che causa <u>affaticamento</u>, ti fa sentire stanco.

Ma se non mangio carne le mie ossa si indeboliscono?

Al contrario, la carne contiene molto acido urico, e ciò elimina il calcio dal sistema. Infatti le persone che mangiano la carne hanno le ossa più deboli. L'osteoporosi è causata da una sovrabbondanza di proteine, NON da una carenza di calcio.

Ora permettimi di dirti una cosa: la carne prende il sapore che ha dall'acido urico, ovvero l'acido derivato dall'**urina** dell'animale, che si propaga in tutto il corpo al momento della morte. (A proposito, la carne Kosher non ha urina, nè sapore).

Ma non è tutto: quando un animale muore la sua naturale pressione osmotica scompare e i germi putrefattivi contenuti nel colon inondano il suo corpo. Precisamente, **i germi putrefattivi sono i germi del colon** che saturano tutte le cellule della carne. Sono questi germi che ammorbidiscono la carne. *Te lo dico per farti sapere cosa mangi!*

Il corpo può sopportare circa 6 grani di acido urico al giorno, peccato che un pezzo di carne di grandezza media ne contenga almeno 16. **L'eccesso di acido urico nel sangue causa la gotta, malattia che porta attacchi di artrite acuta oltre che a danni renali e cardiaci.**

Però gli atleti devono mangiare tanta carne, vero?

Il detentore del record mondiale delle 24 ore di triathlon è Sixto Lenares, che corse 297 chilometri in bicicletta, nuotò 7,7 chilometri e corse 84 chilometri in un solo giorno senza MAI consumare formaggi, carne o uova.

Il tennista canadese Peter Burwash decise di provare ad adottare una dieta vegetariana. Un anno dopo il suo rendimento fisico fu giudicato il migliore tra tutti gli atleti in Canada.

Dave Scott, altro atleta vegetariano, vinse il triathlon Ironman (3,8 chilometri a nuoto, 180 chilometri in bicicletta, 42 chilometri di corsa) ben sei volte!

ALCUNE CONSIDERAZIONI ECOLOGICHE

- Gli allevamenti consumano quantità sempre maggiori di acqua, energia e terra.
- Per produrre soli cinque chili di carne bovina serve tanta acqua quanta ne consuma una famiglia media in un anno.
- Se gli americani riducessero il consumo di carne anche soltanto del 10%, ci sarebbero 12 milioni di tonnellate di grano in più all'anno, quantità con cui si potrebbero sfamare i 60 milioni di persone che muoiono di fame ogni anno.
- Ogni 3 secondi un bambino muore di fame.

"Sono diventato vegetariano per ragioni etiche, oltre che salutistiche. Credo che il vegetarismo possa incidere in modo favorevole sul destino dell'umanità."

—Albert Einstein

VELENO N. 3: IL LATTE

Il latte di vacca è il "cibo perfetto" per i vitellini!!

Le persone a cui è stato insegnato che il latte di vacca è il "cibo perfetto" rimangono scioccate quando sentono che il consumo di latticini è uno dei fattori principali responsabili di una moltitudine di malattie diverse.

La natura ha creato il latte di donna per i bambini, il latte di vacca per i vitelli e così via.

> Quando al Dr. Russell Bunai, rinomato pediatra di Washington DC, venne chiesto quale fosse il <u>singolo cambiamento</u> nelle abitudini alimentari degli americani che avrebbe portato i maggiori benefici alla salute, egli rispose:
>
> **"Eliminare dalla dieta i latticini."**

Ci hanno sempre raccontato che bere latte è essenziale per una buona salute, tanto che viene definito "il cibo perfetto". Slogan sottili come "Milk Does a Body Good (il latte fa bene al corpo)" ci sono stati impressi nella mente fin da bambini, ma la realtà è che dietro a tutto questo c'è un'industria multimiliardaria che "campa" sul lavaggio del cervello che fa alla gente con quest'idea che il latte sia essenziale per irrobustire le ossa.

Ebbene, una cosa è certa: l'unica cosa che il consumo di latte irrobustisce è il fatturato di questa industria.

Nonostante quello che l'industria casearia ci voglia far credere, migliaia di studi e ricerche fatte sul latte e il calcio mostrano un quadro completamente diverso.

Il Dr. William Ellis, che ha studiato gli effetti dei latticini per più di **quarant'anni**, afferma: "Le migliaia di esami del sangue che ho fatto mostrano che le persone che bevono tre o quattro bicchieri di latte al giorno avevano la più bassa concentrazione di *calcio* nel sangue".

Questi esami hanno dimostrato in modo definitivo che GLI

ADULTI CHE CONSUMANO PRODOTTI DERIVATI DAL LATTE **NON RIESCONO AD ASSORBIRE LE SOSTANZE NUTRITIVE** COSÌ COME FANNO GLI ADULTI CHE NON NE CONSUMANO.

Il Dr. Ellis ci spiega anche come il consumo di latte sia causa di cattivo assorbimento delle sostanze.

La prima ragione è che il latte e i derivati del latte hanno una grande capacità di **neutralizzare** l'acido cloridrico (l'acido che interviene durante la digestione), e questo forza lo stomaco a produrne in maggior quantità per digerire il cibo ingerito.

La seconda e più importante ragione è che IL LATTE E I SUOI DERIVATI TENDONO A GENERARE UN'**ECCESSIVA PRODUZIONE DI MUCO** NELL'INTESTINO, NELLE CAVITÀ E NEI POLMONI. Il muco in eccesso si indurisce e forma uno strato piuttosto impermeabile alle sostanze nutritive all'interno dell'intestino. **Questo, ovviamente, significa uno scarso assorbimento delle sostanze stesse,** che si traduce in affaticamento cronico.

In pieno accordo con quanto appena detto, il Dr. Kurt Esselbacher (direttore di medicina della Harvard Medical School) scrive: **"Esami condotti su più di 25.000 campioni di sangue mostrano che gli adulti che fanno uso di latte non assorbono le sostanze nutritive come quelli che non ne fanno uso. Il latte forma una membrana di mucosa all'interno dell'intestino, che inibisce l'assorbimento e l'assimilazione."**

Si è anche scoperto che il latte, invece che prevenire l'osteoporosi, è in realtà uno dei fattori che causano l'indebolimento delle ossa. Infatti in America, dove il consumo di latticini è enorme, c'è la più alta percentuale di casi di osteoporosi. Gli studiosi hanno scoperto che c'è una stretta connessione tra il consumo giornaliero di latticini e l'osteoporosi.

I ricercatori della Harvard School of Public Health, analizzando i vari studi sul consumo di latticini, nel 2005 scrivono: **"Il consiglio di bere tre bicchieri di latte scremato o di mangiare tre porzioni di altri latticini al giorno per prevenire l'osteoporosi è semplicemente un ulteriore passo nella direzione sbagliata."**

Il problema è che il latte di vacca ha un alto contenuto proteico, e questa quantità eccessiva di proteine rende il sangue molto acido. A questo punto si innesca un processo chiamato "**lisciviazione del calcio**", attraverso il quale il corpo prende il calcio che serve per tamponare l'acidità direttamente dalle ossa.

Più proteine si assumono, più alta sarà la perdita di calcio, e il processo di lisciviazione del calcio continuerà a meno che non venga ridotto il consumo proteico (in altre parole continuare a bere latte non solo non bloccherà questo processo, **ma lo favorirà**).

Susan Stockton, autrice di "The Book of Health" ("Il Libro della Salute") scrive:

"Una delle principali ragioni per cui abbiamo carenze di calcio è che assumiamo troppe proteine (latticini compresi). Queste causano un eccessivo accumulo di acidi nel corpo il quale, per respingere l'acidità, è costretto a privare le ossa e altri tessuti delle loro riserve di calcio."

Inoltre, il calcio nel latte non viene assorbito perché non contiene un'adeguata quantità di minerali quali il magnesio, il manganese e la vitamina B12, essenziali al nostro corpo per assimilare il calcio. Queste sostanze sono presenti nel latte, ma non abbastanza per essere assimilate dal nostro corpo. Il latte vaccino è fatto per i vitelli, non per gli uomini.

IL LATTE E I SUOI DERIVATI SONO QUELLI CHE RENDONO PIÙ FRAGILE IL NOSTRO SISTEMA IMMUNITARIO NEI CONFRONTI DI AGENTI ESTERNI E CONTRIBUISCONO ALLO SVILUPPO DELLE INTOLLERANZE ALIMENTARI.

Il grande Dr. Frank Oski, il pediatra più rinomato negli Stati Uniti ed ex direttore del reparto di pediatria al Johns Hopkins, sostiente: **"Non c'è ragione per cui dobbiate bere latte di mucca in nessuna fase della vostra vita, perché è fatto per i vitelli, non per gli esseri umani, e dovremmo tutti smettere di berlo fin da oggi."**

Il latte e gli altri latticini indeboliscono le ossa e accelerano l'osteoporosi.

Esatto, il consumo di latte causa proprio la malattia che tutti credono prevenga. Se vuoi rinforzare le tue ossa, non bere latte.

Il progetto di ricerca *Nurses Health Study,* pietra miliare della Harvard University che ha seguito 78.000 donne in un periodo di 12 mesi, scoprì che **le donne che avevano consumato molti latticini avevano le ossa più fragili di quelle che bevevano latte solo occasionalmente.**

"La corrispondenza tra consumo di proteine animali e le fratture ossee è forte come la corrispondenza tra le sigarette e il cancro ai polmoni."

—Dr. T. Colin Campbell

Il Dr. Ellis concluse: **"I latticini sono *semplicemente non adatti all'uomo*... Ci sono prove inconfutabili che dimostrano che il latte e i suoi derivati sono dannosi per gli adulti quanto per i bambini."**

Allora cosa posso fare per prevenire l'osteoporosi e rinforzare le ossa?

- **Fai molto esercizio.** Studi hanno dimostrato che *la chiave per avere ossa forti è l'esercizio fisico (molto più importante di qualunque altro fattore).*

- **Elimina le proteine animali.** Causano un grave deterioramento delle ossa.

- **Mangia molta frutta e verdura.** La fonte più salutare e maggiormente assorbibile di calcio sono le verdure come broccoli, bok choy (una varietà di cavolo cinese), frutta, legumi, semi di sesamo, mandorle, fichi, verza, alghe e prezzemolo.

E allora… come mai tantissima gente ancora non sa dell'impatto dannoso del latte e di come renda effettivamente le tue ossa deboli e non forti?

Ricorda, l'industria casearia spende centinaia di milioni di dollari ogni anno in pubblicità per convincerci che i loro prodotti sono assolutamente fondamentali per la nostra salute. Questo messaggio viene pubblicizzato costantemente praticamente su tutte le riviste, nei giornali, negli spot televisivi, sui manifesti della città dove attori o cantanti famosi posano con i classici "baffi da latte", in cui ti viene implicitamente detto di non badare alla verità e ai crescenti rischi di malattie cardiache, diabete, osteoporosi e 4 tipi di cancro (al colon, al seno, alle ovaie e alla prostata).

L'industria casearia è molto potente, controlla le direttive del ministero dell'agricoltura degli Stati Uniti influenzando profondamente il pensiero della gente riguardo al latte.

Il potere che ha la pubblicità di decidere il contenuto di quello che vediamo attraverso i media cresce ogni anno di più. E come abbiamo visto, le industrie del settore alimentare mettono i loro interessi davanti a quelli della gente, e hanno storicamente dimostrato di voler continuare ad operare in questo modo, anche a discapito del benessere pubblico.

Principi chiave per un'alimentazione ottimale

> In primis, la regola più importante è basare la propria alimentazione su alimenti organici, vivi e privi di additivi chimici. Altre importanti regole sono masticare bene, gustarsi quello che si sta mangiando e combinare bene i vari cibi.

Non importa quante volte ci abbiano detto che certi cibi fanno male, noi comunque continuiamo imperterriti a mangiarli. Perché? Non solo siamo diventati vittime del lavaggio del cervello delle industrie, ma abbiamo perso di vista la VERA RAGIONE per cui mangiamo… ovvero *per nutrirci!*

Il mio obiettivo ora è quello di dirti la verità sulla biochimica del tuo corpo, ossia com'è che funziona davvero il tuo corpo, diversamente da quello che ti hanno insegnato, in modo da poter poi avere il controllo sulla tua salute.

Per nutrirsi in modo ottimale e avere energia, bisogna sapere combinare correttamente i vari cibi.

In questo modo si aiuta la digestione e l'energia risparmiata verrà utilizzata per purificare il corpo e per migliorare ogni aspetto della propria salute.

Se i cibi non sono propriamente combinati la digestione dura troppo a lungo, impiegando una quantità di energia superiore al normale, e abbassando di conseguenza il livello di energia generale. Il nostro apparato digerente arriva così ad impiegare tempi sempre più lunghi, anche 12-14 ore per smaltire completamente il cibo ingerito, ed è per questo che alcune persone si svegliano stanche il giorno successivo anche dopo aver dormito 7-8 ore.

Questi disturbi sono talmente comuni nella società di oggi che l'indigestione è considerata quasi una cosa normale; e questo è dimostrato semplicemente dal fatto che **più di 2 miliardi di dollari vengano spesi ogni anno in antiacidi**.

Ma invece che prendere dei farmaci per sopprimere i sintomi, non sarebbe più saggio agire direttamente sulla vera causa dell'indigestione?

Le regole della dieta dissociata sono dettate dalla chimica dell'apparato digerente. La regola più importante è semplicemente NON MANGIARE AMIDI (CARBOIDRATI) E PROTEINE INSIEME. Perché no?

Alimenti diversi richiedono diversi tipi di enzimi durante la digestione, alcuni acidi e alcuni alcalini. Le proteine hanno bisogno di un ambiente acido per essere digerite, i carboidrati invece hanno bisogno dell'esatto opposto per essere digeriti: un ambiente alcalino. Ne consegue che **se si mischiano carboidrati e proteine, si ottiene un ambiente troppo poco acido per digerire le seconde e troppo acido per digerire correttamente i primi.**

Quindi, quando si mischiano carboidrati e proteine, il processo digestivo viene compromesso, causando indigestione, gonfiore, formazione di gas e scarsa assimilazione delle sostanze nutritive.

Ecco altri fattori chiave per una digestione efficiente.

- ➢ **Mangia frutta a stomaco vuoto.** Questo perché la frutta non viene digerita nello stomaco, ma passa velocemente fino all'intestino tenue, dove viene effettivamente digerita. Mangiandola invece dopo i pasti fermenterà, causando una cattiva digestione e possibili disturbi di stomaco.

- ➢ **Mangia piano e mastica bene.** La saliva contiene potenti enzimi digestivi che, se ben combinati al cibo, iniziano il processo di digestione già nella bocca. Questa è infatti la prima importantissima fase della digestione, importantissima quindi anche per essere in ottima salute!

- ➢ **Non mangiare quando sei stressato.** Mangiare quando si è stressati inibisce la digestione e crea fermentazione. Lo stress porta anche a mangiare di più, a mangiare più in fretta senza masticare correttamente, e di conseguenza causa una cattiva digestione. Il pasto dovrebbe essere gustato lentamente, in uno stato d'animo rilassato. Vedrai, il tuo corpo ti ringrazierà.

> **Non mangiare se non hai fame.**

> **Mangia porzioni di cibo ragionevoli.** Mangiare troppo fa ammalare e fa invecchiare prima, in alcuni studi hanno addirittura dimostrato che mangiare la metà fa vivere il doppio.

> **Mangia biologico quando è possibile.** Nonostante nei supermercati si trovino ancora a prezzi leggermente più alti, i benefici che se ne traggono superano di gran lunga i costi.

> **Quando bevi dei succhi di frutta o verdura, non deglutire immediatamente.** Questo permette agli enzimi contenuti nella saliva di iniziare la prima fase del processo digestivo, cruciale per una digestione ottimale.

> **Accompagna le proteine, i carboidrati o i grassi sempre con un'abbondante insalata.**

> **Evita l'aceto.** Contiene acido acetico che ha un effetto deteriorante sul fegato, proprio come l'alcol, ed interferisce anche con la digestione. Sostituiscilo con del succo di limone e olio di oliva, o creati il tuo condimento preferito servendoti di ricette che puoi trovare nei negozi biologici.

> **Non bere mai durante o immediatamente dopo i pasti.** Bere durante il pasto intralcia la digestione e interferisce con l'assimilazione dei nutrienti.

> **Fai l'ultimo pasto della giornata almeno un paio d'ore prima di andare a letto.**

Una nota sull'integrazione alimentare

A causa del **crescente impoverimento dei terreni**, la tipica dieta moderna in genere non fornisce una sufficiente quantità di sostanze nutritive. Per compensare le carenze nella nostra dieta è opportuno usare il supporto degli integratori che ci aiutano a creare e a mantenere uno stile di vita energico e salutare. Tuttavia non dimenticare che <u>gli integratori sono *complementari* alla frutta, alle</u>

verdure e alle fibre, e NON li sostituiscono. Gli antiossidanti, gli enzimi, le multivitamine e i "super greens" (di cui parlerò più avanti) servono soltanto a **rinforzare una base già solida**, completando così il nutrimento.

4. UNA MENTE DIREZIONATA

L'ATTEGGIAMENTO MENTALE che hai nei confronti della tua salute influirà nella tua vita più di qualsiasi medicina o malattia, e il mio obiettivo ora è di aiutarti a sviluppare un senso di fiducia per la tua salute e il tuo benessere.

Una volta si credeva che il corpo fosse influenzato solo da eventi fisici e biologici, e che la mente governasse le emozioni e i sentimenti ma che avesse veramente poco a che fare con la condizione del corpo.

Oggi invece c'è un'enorme quantità di ricerche che dimostrano come in realtà la MENTE abbia un forte impatto sulla SALUTE FISICA, e come il modo di pensare influisca sulla predisposizione e sulla resistenza alle malattie. Esiste oggi anche un nuovo campo di ricerca chiamato psiconeuroimmunologia, dedicato interamente a scoprire le connessioni tra i nostri pensieri e il nostro sistema immunitario.

Questa disciplina tuttavia non è ancora stata accettata dalla maggioranza dei medici. In parte questo è semplicemente il risultato della resistenza a un cambiamento, a un qualcosa che va contro tutto quello che è stato ritenuto vero fino ad oggi.

Non solo, la maggior parte dei medici si rifiuta di credere che la salute dipenda dalla mente, perché se così fosse, questo significherebbe dover ammettere che non c'è molto che loro possano fare per sconfiggere le malattie croniche, e sarebbero forzati a riconoscere che buona parte di quello che fanno è, nella migliore delle ipotesi, inutile se non addirittura dannoso.

È un problema serio, che andrà peggiorando, sebbene ci siano dimostrazioni sempre più chiare dell'influenza che la mente ha sulla salute.

In effetti tutte le ricerche oggi mostrano chiaramente come la **mente abbia un potere incredibile sul corpo**, e l'effetto placebo ne è un esempio lampante. L'effetto placebo, di cui abbiamo parlato in precedenza, consiste nel curare i pazienti appunto con sostanze placebo, ovvero pillole finte. Però il CREDERE di aver preso una medicina provoca la reazione desiderata.

> **I tuoi pensieri hanno un effetto fisico direttamente sul tuo corpo.**

C'è in effetti una correlazione tra pensieri, emozioni e malattie: infatti si è scoperto che i nostri pensieri e le nostre emozioni giocano un ruolo importantissimo nello sviluppo delle malattie. I **nostri pensieri e le nostre reazioni emotive a quei pensieri sono in grado di farci ammalare così come di farci guarire.**

È stato scientificamente provato che la paura compromette il sistema immunitario; tant'è vero che le persone paurose subiscono un calo di cellule-T del sistema immunitario. La paura, la rabbia, il senso di colpa e il risentimento hanno un *effetto chimico* sul corpo, sono dei veri e propri VELENI, che abbassano le difese immunitarie aumentando quindi la predisposizione alle malattie.

> *"Ogni cellula nel corpo ha un'anima e crea dei messaggeri chimici. Queste sostanze vengono rilasciate in risposta ai sentimenti, alle emozioni, ai pensieri e alle intenzioni. Ogni qualvolta che proviamo un'emozione, questa si diffonde in tutto il corpo, nel medesimo istante."*
>
> —Dr. Deepak Chopra

Preoccupazione, paura, ansia, angoscia, odio, rabbia, gelosia, auto-commiserazione e sentimenti simili sono **distruttivi** e **annientano l'energia vitale**, e questa perdita di energia, come abbiamo visto, è il punto di partenza di tutte le malattie.

> **La paura uccide, rovina la tua salute e la tua vita.**
>
> **Renditi conto del fatto che la paura e lo stress sono esclusivamente il frutto delle tue percezioni, di come tu interpreti gli eventi!**

Un esempio perfetto del potere della percezione, cioè il *significato* che diamo alle cose, è il potere della stregoneria e dei suoi rituali. Le persone che hanno subito dei riti voodoo non sono morte per il rituale in sé, ma per lo schiacciante senso di ansia e la perdita di speranza causati dal pensiero fisso che l'imminente morte inesorabile li attendesse. (Ecco perché i medici commettono davvero un crimine quando spaventano i pazienti riguardo alle loro malattie.)

Per esempio nella cultura haitiana la gente crede nel potere fatale dello stregone e che i suoi rituali (di solito definiti con l'espressione "puntare l'osso") possano causare la morte; ma ciò che veramente uccide non è lo stregone, né il rito, bensì la profonda convinzione del condannato che lo stregone abbia un potere totale sul suo corpo, e quando si raggiunge quel livello di certezza il nostro corpo reagisce di conseguenza.

> **Il modo in cui affronti gli eventi può fare la differenza tra salute e malattia.**

Una **MENTE DIREZIONATA** è una mente che pensa *positivamente*, che ha imparato a dare un *significato utile* ad ogni situazione, che abitualmente esprime *belle emozioni*, e che si circonda di *positività: di gente felice, in salute e piena di energia!*

Ecco perché la risata è tutt'ora considerata uno dei metodi più efficaci per curare le malattie, persino il cancro. È stato dimostrato che ridendo vengono rilasciate delle sostanze chimiche come la serotonina e le endorfine, definite "ormoni della felicità", che infondono un senso di benessere e influenzano positivamente il corpo e la salute.

Nello specifico, la risata incrementa la produzione di cellule "killer" naturali che distruggono i tumori e i virus, di interferoni-Gamma (una proteina che combatte le malattie), di cellule-T (importanti per il sistema immunitario) e di cellule-B (che producono anticorpi contro le malattie). Oltre ad abbassare la pressione del sangue e ridurre gli ormoni dello stress, la risata aumenta la concentrazione di ossigeno nel sangue, che aiuta a guarire.

L'esempio più famoso di "terapia della risata" ci arriva dalla vita di Norman Cousins, che scrisse un libro sulla sua esperienza intitolato "Anatomy of an illness" ("Anatomia di una malattia"). Era affetto da una malattia degenerativa, e i medici gli dissero che le possibilità di guarigione erano una su 500. Iniziò quindi una serie di cure mediche, che gli procurarono non pochi effetti collaterali, e lo resero peraltro estremamente depresso. La situazione continuò a peggiorare giorno dopo giorno fino a che ne ebbe abbastanza di sentirsi costantemente stanco e malato. Interruppe tutte le cure mediche tradizionali, uscì dall'ospedale e andò in un albergo, in cui arrivò a trascorrere fino a 8 ore al giorno guardando film comici. Ebbene, Cousins guarì completamente, tornò letteralmente alla vita ridendo!

La risata è così miracolosa perché funziona come un medicinale, ma è del tutto NATURALE, *è GRATIS*, e NON HA EFFETTI COLLATERALI! E, come ha dimostrato il caso di Norman Cousins, può salvarti la vita.

L'uso della risata come terapia naturale si sta diffondendo velocemente… Ecco perché ti esorto a ridere. Quindi incomincia a ridere più spesso, *anche senza bisogno di un "buon" motivo*, ma solo per il fatto che ti fa sentire bene e fa miracoli per la tua salute.

Prenditi 5 minuti per guardare questo breve video che ci porta in India, dove un dottore indiano prescrive la risata come metodo per mantenersi in salute (www.matttraverso.com/video/healtebook/ laughter-really/laughter-really.html). Tutto questo può sembrare buffo, ma sono stati condotti degli studi negli Stati Uniti che effettivamente confermano il fatto che la risata possa davvero essere la medicina migliore di tutte.

IL POTERE *CREATIVO*
DEI TUOI PENSIERI

Molti scienziati di fama internazionale hanno recentemente dimostrato che **il mondo fisico è un vasto mare di energia**. Nulla è solido, tutto è fluido e in continuo cambiamento.

La scienza della fisica quantistica ha dimostrato che l'intero universo è un'immenso spazio di energia che vibra a diverse frequenze, e che sono i pensieri a dare senso a questa energia in costante movimento; dando così forma agli "oggetti" che vediamo.

> Il mondo fisico è un mare di ENERGIA, fluida, che danza, che cambia, ed è attraverso i nostri pensieri che trasformiamo questa ENERGIA nella realtà soggettiva.

Ci hanno sempre fatto credere che il mondo esterno fosse più reale di quello interno, ma la fisica quantistica afferma l'esatto **contrario**; ovvero, **ciò che accade** *dentro* **determina ciò che succede** *fuori*: **sono i nostri pensieri a dare forma al nostro mondo.**

Guardati intorno ora. Tutto quello che vedi è iniziato con un pensiero (compreso te stesso!), la tua vita è il prodotto dei TUOI PENSIERI PASSATI. La buona, anzi *fenomenale* notizia è che, se non ti piace quello che vedi, **TU** puoi cambiarlo *cambiando il modo in cui usi la tua mente*. È davvero molto semplice.

Si diventa ciò che si pensa maggiormente.

La mente umana e il corpo sono essenzialmente pacchetti di energia in vibrazione che interagiscono costantemente con questo vasto mare di energia.

PENSACI. Di cosa è fatto il nostro corpo?

All'apparenza si potrebbe dire che siamo fatti di tessuti e organi. Ma di cosa sono fatti i tessuti e gli organi?

Di cellule. Di cosa sono fatte le cellule?

Di molecole. Di cosa sono fatte le molecole?

Di atomi. Di cosa sono fatti gli atomi?

Di particelle subatomiche. Di cosa sono fatte le particelle subatomiche?

Di energia? No. Non sono fatte di energia: **SONO ENERGIA.**

Tu sei un grande "pezzo" di energia, e così è tutto il resto.

Quindi il mondo fisico, il mondo degli oggetti e della materia, **è fatto semplicemente di informazioni contenute in energia che vibra a diverse frequenze.**

E l'energia che vibra a una determinata frequenza è attratta da altra energia che vibra alla stessa frequenza. Questa è l'essenza della Legge dell'Attrazione.

La Legge dell'Attrazione è una delle leggi universali dell'universo. Come la gravità o l'elettricità, funziona con certezza matematica: Qualsiasi sia il tuo approccio nei confronti della vita, attirerai ciò che è simile a te. Il tuo mondo interno definisce la tua esperienza fisica esterna.

In questi ultimi anni questa legge ha riscosso molto successo e sta trasformando l'umanità grazie anche a film ormai diventati famosi come "The Secret" e "What the bleep do we know?", e attraverso grandi talk-show americani come quelli di Oprah Winfrey e Larry King.

La cosa importante è che la legge dell'attrazione è sempre attiva sia a livello conscio che inconscio. Ognuno di noi è soggetto a questa legge, non ci sono eccezioni. **NOI ATTIRIAMO QUELLO A CUI PENSIAMO.**

I pensieri sono energia e l'energia attira a sè energia simile, questa è la ragione per cui "I PENSIERI DIVENTANO REALTÀ". *Quello che pensi tende a manifestarsi.*

> **Attraverso i tuoi pensieri e le tue emozioni, influenzi la tua fisiologia e crei il tuo stato di salute.**

Sei TU che crei la tua realtà.

La tua salute è profondamente influenzata dai tuoi PENSIERI e dalla visione che hai della tua salute.

In definitiva sta a te renderti conto che se vuoi una salute ottimale allora devi **cambiare il modo di PENSARE riguardo al tuo corpo e alla tua salute.**

> *"Il mondo che abbiamo creato è il prodotto del nostro pensiero. Non può essere cambiato senza cambiare il nostro pensiero."*
>
> —Albert Einstein

La vita è tutta una questione di scelte... Scegli i tuoi pensieri.

Sì, la soluzione inizia da dentro. Cambia la tua mente e cambierai la tua vita.

Puoi avere il controllo delle tue vibrazioni *scegliendo consciamente* i tuoi pensieri e i tuoi obiettivi.

L'ENERGIA FLUISCE VERSO ciò a cui pensi

I tuoi pensieri emanano un'energia, o vibrazione, che ha un effetto sul tuo stato di salute.

Tutto è vibrazione, e tu attrai quel tipo di vibrazioni con cui sei in risonanza. Le tue vibrazioni sono le tue emozioni, e più queste sono positive, più velocemente e facilmente raggiungerai una condizione di salute ottimale.

> **Le vibrazioni alte (emozioni positive) corrispondono alla salute, le vibrazioni basse (emozioni negative) corrispondono alla malattia.**
>
> **Per esempio, quando si è depressi il sistema immunitario si indebolisce. Al contrario, se ci si sente felici il sistema immunitario viene stimolato!**

Per rigenerare il tuo corpo devi **innalzare la frequenza delle tue vibrazioni energetiche**, e sono i tuoi pensieri e le tue emozioni a determinare la velocità di vibrazione.

Sii sempre consapevole di come ti senti, e non lasciare che le tue emozioni scendano troppo in basso.

La verità è che quando una persona è malata e parla come se fosse una "vittima" e si aspetta che gli altri se ne dispiacciano, questo non fa altro che produrre la vibrazione ideale per far peggiorare ulteriormente la malattia.

Per cui uno dei grandi segreti per guarire è il proprio atteggiamento e le proprie emozioni.

Se vuoi una dimostrazione di ciò che è realmente possibile grazie alla nostra MENTE, vai su: **http://www.themiracleman.org** **(The Miracle Man)**

Ti invito a guardare anche i video, incluso quello del mio amico Zig Ziglar.

> **"Per modificare la "stampa" finale del corpo, dobbiamo riscrivere il programma della mente."**
>
> —Deepak Chopra, Dottore in Medicina

Quindi cosa dovrei fare?

Inizia a fare attenzione ai pensieri a cui pensi.

Concentrati sulle cose che ti piacciono e che ti fanno stare bene. Quando si sta bene con se stessi, diventa più facile trattarsi bene, mangiare cibi sani e fare esercizio fisico.

La malattia non sopravvive in presenza di vibrazioni alte prodotte dalle emozioni positive, come la gioia, la gratitudine, la felicità, la forza, la libertà, la passione, l'ammirazione, la certezza, la fiducia in se stessi, la fede e soprattutto l'Amore. Quindi rifletti e fai tutto il possibile per mantenere queste emozioni vive dentro di te, e quando ti senti "giù" o "triste", richiama alla mente momenti di gioia, felicità e Amore.

L'emozione è energia e l'energia attira a sè energia simile. Le tue emozioni creano letteralmente la tua realtà.

E ricorda che puoi controllare le tue **emozioni** attraverso i tuoi pensieri. Per cui adesso puoi scegliere di sentirti felice semplicemente *scegliendo* pensieri felici.

Sii come un buon giardiniere, che innaffia i fiori ma non le erbacce.

Infine, usa il potere del linguaggio: pronuncia *quello che vuoi diventare*. Il linguaggio ha un enorme potere e **ogni parola è accompagnata da un sentimento che può abbassare così come alzare le tue vibrazioni.** Ecco un esempio di frase che, ripetendola in continuazione, ti farà stare bene e ti farà agire nel modo GIUSTO:

Nulla ha un gusto buono tanto quanto il gusto di sentirsi forte e in salute!

IN SINTESI

Prima di proseguire facciamo un attimo il **punto della situazione.**

All'inizio abbiamo parlato delle epidemie che stanno dilagando nel mondo occidentale.

Abbiamo poi visto che L'APPROCCIO UFFICIALE VERSO LA SALUTE NON FUNZIONA. Sfortunatamente negli ultimi 100 anni la medicina ufficiale è diventata l'istituzione più potente al mondo; un complesso industriale medico-farmaceutico che ha corrotto il sistema legislativo e soffocato la medicina naturale, le cure naturali e coloro che le praticano.

Quindi abbiamo aperto il sipario su questa industria multimiliardaria per svelare le subdole manovre con cui **le malattie vengono manipolate e sfruttare per interessi economici.**

L'approccio convenzionale è quello di sopprimere i sintomi delle malattie invece che curarle, è solo un grosso giro d'affari per fare soldi! Hanno fatto del corpo umano il loro mercato, quando tu ti ammali, loro ci guadagnao e si arricchiscono.

Abbiamo visto che la VERA ORIGINE della malattia (e della salute) risiede nel nostro AMBIENTE interno: "*Il microbo non è nulla, il terreno è tutto*". La battaglia per la salute può essere vinta o persa internamente, non esternamente.

Se ci sono germi nel nostro corpo (l'ambiente) è perché abbiamo creato un ambiente a loro favorevole, tuttavia i germi di per sé non causano alcuna malattia, così come un avvoltoio non produce un coniglio morto e i ratti non producono spazzatura.

Per vincere la gara della salute occorre rimuovere dal nostro corpo le tossine (scorie acide) accumulate nel corso della vita, incluse le tossine che ingeriamo ogni giorno, perché è proprio l'accumulo di queste tossine che è alla base di tutti i problemi di salute.

Dopodichè ti ho presentato *LA VERA E UNICA SOLUZIONE PER*

ESSERE IN SALUTE: **LA SALUTE CELLULARE. La qualità della tua vita è la qualità della vita delle tue cellule, e la qualità della vita delle tue cellule è determinata dall'<u>AMBIENTE</u> in cui vivono, ovvero l'ambiente che tu crei dentro di te.**

Le tue cellule, per funzionare correttamente e far sì che il tuo corpo raggiunga e mantenga un'ottima salute, hanno bisogno di:

1. Ossigeno – Qualsiasi cosa privi le tue cellule di ossigeno è potenzialmente causa di malattia.

2. Acqua – Bevi una quantità giornaliera di acqua pari a un 32esimo del tuo peso corporeo.

3. Massimo nutrimento – Mangia alimenti ricchi di acqua e di sostanze nutritive.

4. Una MENTE direzionata – Pensa e pronuncia solo quello che ti piace e che ti fa stare alla grande!

Vediamo adesso l'ultimo tassello del mosaico che chiamiamo "SALUTE CELLULARE"; scopriamo quindi il potere dell'ALCALINITÀ.

5. L'ALCALINITÀ È LA CHIAVE DELLA TUA SALUTE!

Ora voglio parlarti di una delle più importanti scoperte in campo medico-scientifico: **il potere dell'Alcalinità.**

Per renderti davvero conto del potere fenomenale di questo principio, devi prima capire il concetto di acidità e alcalinità nel corpo; un concetto così FONDAMENTALE che ti permetterà di comprendere tutto il resto dalla giusta prospettiva.

La maggior parte della gente non sa che il corpo è un potentissimo "motore bio-elettrico", alimentato da **corrente elettromagnetica.**

Tutte le cellule all'interno del corpo comunicano attraverso un sistema molto sofisticato di impulsi nervosi, veri e propri impulsi ELETTRICI prodotti dall'elettricità del corpo.

Mettiamola così, abbiamo detto che per essere vivi e in salute dobbiamo avere CELLULE SANE, e perché le cellule siano sane devono essere totalmente energiche. Per essere tali le cellule devono ricevere CORRENTE ELETTRICA.

Quando mangi il tuo corpo divide il cibo che ingerisci in micro particelle liquide, che si muovono all'interno del corpo grazie a una vera e propria corrente elettrica. In questo modo il cibo arriva alle cellule attraverso delle cariche elettriche.

Ma da dove viene questa elettricità?!

Questa è una delle parti più importanti di questo programma, quindi ascolta attentamente:

perché tu possa VIVERE, esiste un delicato **equilibrio chimico** nel sangue (detto pH) che produce energia elettrica nel corpo. Questo equilibrio è determinato da due grandi forze: L'**ACIDITÀ** e L'**ALCALINITÀ.**

I valori di acidità e alcalinità si misurano sulla scala del pH (pH è l'abbreviazione di "potential hydrogen", idrogeno potenziale): un pH 0 indica una soluzione completamente acida, un pH 14 completamente alcalina, e un pH 7 è il punto di equilibrio, cioè neutro.

A tal proposito ti invito ad andare in farmacia e a comprare le apposite striscette (le cosiddette cartine tornasole) che misurano il pH. Mettine una sulla lingua o nell'urina per qualche secondo e saprai com'è il tuo pH. È consigliato fare questa prova al mattino come prima cosa, ed è meglio testare l'urina perché il pH della saliva è molto variabile.

Per produrre la giusta corrente vitale nel tuo corpo, il livello del pH del sangue deve rimanere costante a 7,36 (leggermente più alcalino).

L'equilibrio del tuo pH è regolato dal sangue. Il sangue è il fiume della vita.

LA TUA SALUTE È NEL TUO SANGUE

I tuoi globuli rossi hanno una loro carica elettrica grazie alla quale riescono a muoversi in tutto il corpo. Il nucleo di un globulo rosso ha una carica elettrica POSITIVA (+), mentre la parte esterna del globulo ha una carica elettrica NEGATIVA (-). Riesci a immaginare perché?

Esatto, grazie alla carica negativa che hanno esternamente, i globuli rossi si respingono (*due cariche negative si respingono a vicenda*); questo permette loro di trasportare l'ossigeno a tutti i tessuti del corpo attraverso i vasi sanguigni (cioè le vene, le arterie e i

capillari) nutrendo e ossigenando tutti gli organi del corpo.

La carica superficiale negativa che circonda i globuli rossi li tiene quindi lontani tra loro e dalla parete del vaso, anch'essa carica negativamente, così che possano passare agevolmente attraverso i capillari.

Acidità: la causa di tutte le malattie.

Quando nel tuo corpo si rompe il giusto equilibrio del pH e il valore diventa più acido, l'acidità nel sangue incomincia a

STRAPPARE la carica negativa dai globuli rossi; riducendo in questo modo le forze di repulsione e favorendo il fenomeno dell'aggregazione. Puoi immaginare quanto difficile sia ora per questi "poveretti" scorrere attraverso i capillari. Il risultato di tutto questo è un qualcosa che tutti noi conosciamo bene, ovvero problemi di circolazione e i tanto temuti coaguli di sangue.

Una cattiva circolazione del sangue causa anche uno scarso apporto di ossigeno e di conseguenza un senso di affaticamento costante, il livello di energia diventa bassissimo e la probabilità di ammalarsi altissima.

Un'eccessiva acidità non solo ammassa le cellule, ma le indebolisce... causandone la morte. E cosa succede quando muoiono? Sì, rilasciano altro acido nel corpo.

È in questo modo che si comincia ad ACCUMULARE ACIDO nel sangue, poiché sempre più globuli si sfaldano a causa della mancanza di ossigeno, e di conseguenza l'acidità nel sangue aumenta sempre di più.

Chiaramente questo tipo di ambiente nel sangue FACILITA la crescita e la duplicazione dei germi e batteri nel corpo. In altre parole, *stai creando un ambiente SPAZZATURA nel tuo sangue!*

La reazione del corpo all'acido

Quando l'equilibrio vitale viene compromesso e diventa sempre più acido, il corpo fa cose straordinarie per cercare di neutralizzare questi acidi. Una delle prime cose che il tuo corpo inizierà a fare è privare le preziose riserve alcaline dei suoi componenti per cercare di ripristinare un adeguato equilibrio del pH. *Tuttavia, queste riserve non durano a lungo.* Se l'acidità nel sangue continua a crescere, il corpo esaurisce le sue riserve alcaline, causando una **grave carenza di alcalinità!** Questo è il momento in cui la maggior parte delle persone si AMMALA.

Inoltre, in presenza di grave carenza di alcalinità, il corpo inizia anche a prelevare particelle di calcio dalle ossa per combattere l'acidità. **Ecco perché quasi tutti RIMPICCIOLISCONO quando invecchiano!** (*Non c'è alcun reale "motivo" per cui le persone dovrebbero rimpicciolirsi con l'avanzare dell'età, è* semplicemente l'effetto dell'<u>acido che strappa via il calcio dalle ossa</u>.)

> **Quando pensi all'acidità, pensa a qualcosa di corrosivo che consuma qualsiasi cosa con cui viene a contatto.**

Quando l'acidità nel tuo sangue aumenta, un'altra cosa che il tuo corpo fa è immagazzinare l'acidità nelle cellule grasse per cercare di PROTEGGERE il tuo sangue e gli organi vitali. *Il grasso viene quindi utilizzato al fine di "intrappolare" l'acido e tenerlo lontano dal resto del corpo.*

"L'acido è un assassino" e il tuo corpo deve proteggersi. Quando inizi ad accumulare acido, il tuo corpo è come se dicesse: "L'acido uccide e non può avvicinarsi a nessuno degli organi vitali, perché causerebbe infarti, ictus, indurimento delle arterie e una enorme quantità di altre malattie, dal **diabete** alla psoriasi, dalle allergie all'asma, fino ad arrivare al cancro. Quello che si deve fare è tenere l'acido il più lontano possibile dagli organi vitali".

<u>Inoltre, i'Il tuo corpo produce altro grasso per depositarci l'acido come meccanismo di auto-difesa.</u> Che ti piaccia o no, il grasso e la cellulite ti stanno salvando la vita, trattenendo l'acido per tenerlo il più lontano possibile dai tuoi organi vitali.

Quindi più acido produciamo, maggiore sarà la ritenzione di grasso, e sempre più difficile sarà perdere peso.

> *Essere in sovrappeso non è un problema di grasso, è un problema di acido.*

Prima c'è lo squilibrio... Poi arriva la malattia

"Più acido è il cibo che mangiamo, più alcali verranno sprecati per contrastarlo, e più ci si allontana da una condizione di buona salute... Può sembrare strano che tutte le malattie derivino dalla stessa causa, qualsiasi siano i sintomi, ma questa è la pura verità."

—Dr William Howard Hay

La maggior parte delle malattie diffuse nella nostra società sono CAUSATE DA UN FATTORE COMUNE, riassumibile in due parole: **TROPPA ACIDITÀ!**

Nel suo straordinario libro *"Alkalize or Die"*, il **Dr. Theodore Baroody**, uno dei maggiori esperti sull'acidità nel corpo, afferma che "stiamo attraversando la più grande crisi di salute della storia". Non si tratta di infarto, né di cancro o di diabete, e nemmeno di obesità, ma di un eccessivo accumulo di acidi nel nostro corpo. Le ricerche e le scoperte del Dr. Baroody mostrano che **c'è un legame diretto tra le malattie e una quantità troppo elevata di acidità nel corpo.**

LE MALATTIE PROSPERANO IN UN AMBIENTE ACIDO

La causa principale di cancro, malattie cardiache, arteriosclerosi, pressione alta, diabete, artrite, gotta, calcoli renali e biliari, asma, allergie, psoriasi e altre malattie della pelle, indigestione, diarrea, nausea, obesità, malattie dei denti e delle gengive, osteoporosi, nausea mattutina, malattie degli occhi, ecc. è l'ACIDOSI (eccessiva acidità nel corpo). L'acidosi è la causa comune di tutte le malattie.

L'ACIDOSI precede e causa le malattie. Il fatto è che le malattie si sviluppano a causa di una riduzione delle funzioni organiche ed un abbassamento della resistenza dell'organismo a causa di una condizione di acidosi cronica. A questo riguardo il **Dr. George W. Crile**, direttore della Clinica Crile in Cleveland, uno dei più famosi chirurghi del mondo, così si esprime:

"Non esiste la morte naturale. Tutti i casi così definiti sono soltanto il punto finale di una progressiva acidificazione dell'organismo".

Quindi alla domanda "Cos'è che ci sta uccidendo?", la risposta è l'ACIDOSI! Non c'è malattia senza acidosi, poiché è questa che contribuisce alla creazione di un ambiente interno favorevole allo sviluppo di malattie.

> **Le malattie prosperano in un ambiente acido, ma *non possono esistere* in un ambiente alcalino.**

L'acidosi è la causa principale di tutte le malattie, e quando dico così, intendo TUTTE le malattie, perché è nel tuo AMBIENTE INTERNO che risiedono i segreti per una vita piena di vitalità e di salute, o al contrario segnata dalla malattia (Dr Young).

Per cui la cosa più importante è RIEQUILIBRARE IL TUO AMBIENTE INTERNO ("madre/matrice" di OGNI MALATTIA), e vedrai che tutti i parassiti, germi, funghi o candida (quindi tutte le malattie) "scapperanno" perché *non possono* sopravvivere in un ambiente alcalino.

Quello che fa bene a noi fa male ai nemici del nostro corpo, e quello che fa bene a loro è dannoso per il nostro corpo.

*"Gli infiniti nomi che diamo alle malattie non hanno alcun valore. Ciò che davvero conta è che derivano tutte dalla stessa causa... **troppe scorie acide nel corpo!**"*

—Dr Theodore A. Baroody

> **La lista delle malattie causate dallo squilibrio del pH è lunga un chilometro, e sappiamo che il cancro e la maggior parte delle altre malattie non può formarsi in un ambiente alcalino.**
>
> **Mantenere il proprio pH in equilibrio è il segreto per sconfiggere praticamente qualsiasi malattia conosciuta.**

Ma innanzitutto, com'è che si rompe l'equilibrio interno?

Le cause che provocano uno squilibrio interno sono una qualsiasi combinazione di FATTORI che disturbano le funzioni naturali del corpo.

Questi fattori includono le EMOZIONI (pensieri, parole ed emozioni negative aumentano l'acidità nel sangue), ALCOL, ACETO, CAFFÈ, ZUCCHERO, SIGARETTE, PROTEINE

ANIMALI, OLI COTTI O FRAZIONATI, CIBI TRATTATI, CARBOIDRATI RAFFINATI, STRESS, MANCANZA DI RIPOSO E DI ESERCIZIO FISICO, RESPIRAZIONE SUPERFICIALE, SOSTANZE CHIMICHE, INQUINAMENTO E RADIAZIONI, sono tutti fattori che contribuiscono a danneggiare le cellule, dando quindi inizio al *ciclo di squilibrio*.

Allora qual è la soluzione?

La prima cosa da fare è ripristinare l'equilibrio del corpo

> **Nel sangue c'è la vita, e il NUTRIMENTO e l'ELIMINAZIONE DEGLI SCARTI sono le <u>attività</u> <u>essenziali</u> delle tue cellule.**

Il Premio Nobel Dr. Alexis Carrel scioccò il mondo della medicina tenendo in vita per più di trent'anni delle cellule cardiache di embrioni di pollo semplicemente fornendo ad esse il nutrimento e ripulendole dalle loro escrezioni. <u>Le cellule crescevano e prosperavano fintanto che le loro evacuazioni venivano rimosse</u>, mentre condizioni non igieniche procuravano una minore vitalità, deterioramento e morte. Le cellule sopravvissero per ben 34 anni filati, dal 1912 fino al 1946, cioè due anni dopo la morte dello stesso Dr. Carrel (1944), e questo solo perché qualcuno interruppe DELIBERATAMENTE la coltura.

Con questo esperimento il Dr. Carrel dimostrò che le CELLULE per vivere a tempo indeterminato hanno semplicemente bisogno di <u>ossigeno</u>, di un <u>nutrimento adeguato</u> e di un <u>ambiente libero da scorie</u>. In questo modo le cellule si sono conservate perfettamente sane, senza mai ammalarsi né tanto meno morire!

"La cellula è immortale", affermò il Dr. Carrell. "È solo il fluido in cui galleggia che viene a deteriorarsi. Basta rinnovare questo fluido a intervalli regolari, dare alla cellula il suo giusto nutrimento e, per quanto ne sappiamo, la vita può andare avanti per sempre".

Pensa al tuo corpo come se fosse un acquario, dove le cellule sono i pesci e il sangue è l'acqua. Quanto è importante la qualità dell'acqua contenuta nella vasca per la salute dei pesci? Ovviamente molto, tant'è vero che se l'acqua si sporca i pesci si ammalano. Questo liquido acido è una minaccia per la salute dei pesci (le tue cellule).

I pesci stanno bene quando il fiume in cui nuotano è pulito. Quanto pulito pensi che sia il fiume che scorre nel tuo corpo?

> L'ambiente all'interno del tuo corpo è *tutto*.

L'alcalinità è la chiave della tua salute

Il corpo umano è alcalino di natura e acido nelle sue funzioni, il che significa che la salute del tuo corpo dipende dal suo livello di alcalinità. Mantenere un buon livello di alcalinità è essenziale per essere vitali e in buona salute.

Il processo della morte e della vita avviene a livello cellulare. Il mantenimento di un pH alcalino è di importanza cruciale per la salute cellulare. Questo è il vero segreto della vita, della salute e della longevità.

Tra i tanti grandi ricercatori e studiosi in questo campo, il più rinomato è il **Dr. Robert O. Young, uno dei più grandi esperti in fatto di pH. Le sue scoperte sono la chiave per mantenersi sani ed energici.**

Il Dr. Young è un microbiologo che da oltre 30 anni studia e applica i principi dell'equilibrio del pH, ed è anche l'autore della serie di libri "pH Miracle" ("Il Miracolo del pH") venduti tantissimo in tutto il mondo, e che raccomando calorosamente. Ho avuto la fortuna di studiare personalmente con il Dr. Young, che mi ha fatto comprendere il vero potere dell'*alcalinizzare*.

Questo concetto rivoluzionario cambierà in modo miracoloso la tua salute e la tua vitalità.

Cosa vuol dire *alcalinizzare*? Per dirla in modo semplice, è il termine usato per descrivere la scienza che riporta l'equilibrio del pH a livelli normali dopo essere stato alterato da un eccessivo accumulo di acidità: unica causa e matrice di OGNI MALATTIA.

Questa nuova teoria è in netto contrasto con la vecchia biologia, basata sul lavoro di Louis Pasteur che, come abbiamo visto in precedenza, parte dall'idea che le malattie siano causate da germi esterni che invadono il nostro corpo.

Adesso invece sappiamo che in realtà **la malattia arriva quando questi microrganismi** *mutano* **("pleomorfismo")** <u>**a causa delle condizioni dell'ambiente**</u> **in cui vivono.** In effetti il Dr. Young in oltre 20 anni di ricerche, ha scoperto che **quando il corpo ha un buon equilibrio** *alcalino* **i germi non riescono a prendere piede.**

> **In un ambiente interno alcalino e pulito non può esserci nessuna malattia.**

Il primo passo per ristabilire il proprio equilibrio è la PULIZIA!

È necessario ripulire il corpo dalla grande quantità di scorie e tossine che si sono ammassate nel corso degli anni, perché come adesso sappiamo, il vero problema NON sono i germi che invadono il nostro corpo, bensì è l'ambiente interno compromesso da un cattivo stile di vita, e col passare del tempo i problemi si accumulano!

Per cui il MIGLIOR REGALO che tu possa fare al tuo corpo è fare una pulizia (o detox) per almeno 7-10 giorni.

Durante la pulizia è molto importante assumere i nutrienti di cui il corpo ha bisogno per avere abbastanza energia per il processo di pulizia. Non deve essere un digiuno, ma un vero e proprio **buffet di liquidi!** L'obiettivo è **consumare esclusivamente** <u>**succhi e minestre vegetali, acqua e limone, oli essenziali e una grande quatità di bevande a base di verdura.**</u>

Le bevande "verdi" alcaline e i centrifugati di verdura ripristineranno presto l'equilibrio alcalino e accelereranno il processo di guarigione neutralizzando l'eccesso di acidità, e noterai che la tua voglia di zucchero, caffè, carne e latticini *scomparirà* **naturalmente.**

L'alcalinizzazione produce energia rinnovabile, di cui il tuo corpo ha un continuo bisogno, e vedrai che inizierai a godere dei veri benefici di uno stile di vita sano.

Ci sono molti tipi di bevande "verdi" alcaline sul mercato, e quindi non è facile sapere quale scegliere.

Io personalmente ho fatto molte ricerche su questi prodotti e per me il migliore si chiama SuperGreens, ideato dallo stesso Robert O. Young (in uno dei suoi libri intitolato *"Sick and Tired"* ci sono fotografie del sangue di varie persone che hanno fatto uso di SuperGreens, e che documentano i grandi cambiamenti avvenuti nel sangue di queste persone nel giro di poche settimane).

Ci tengo a precisare che non ho assolutamente nessun legame con questo prodotto, né con alcun integratore o supplemento alimentare citato in questo libro. Tutti i prodotti nominati qui sono stati personalmente comprati e usati da me e da altre persone.

Queste bevande verdi in polvere (SuperGreens) contengono 49 diversi tipi di erbe e verdure, combinati insieme per fornire energia, disintossicare il corpo, diminuire il senso di appetito e rinforzare il sistema immunitario per prevenire le malattie.

Durante la detox, cerca di bere quotidianamente almeno 3-4 litri di acqua al giorno, aggiungendo mezzo cucchiaino di SuperGreens per ogni litro.

(Per ottenere risultati ottimali consiglio di prendere SuperGreens insieme a 10-16 gocce di Prime pH per ogni litro d'acqua. Il Prime pH aiuta il sangue ad assorbire più facilmente l'ossigeno dall'acqua, e massimizza l'effetto alcalinizzante del SuperGreens. Per ulteriori informazioni visita www.innerlightinc.com)

Ricerche in campo di medicina alternativa hanno dimostrato che le persone con una salute precaria, o coloro che soffrono di disturbi cronici, di affaticamento o di disturbi legati al peso RIBALTANO i loro sintomi e riescono a raggiungere un'eccellente condizione di salute proprio grazie A QUESTO TIPO DI PULIZIA E ALL'ALCALINIZZAZIONE.

Ho personalmente coordinato decine di questi programmi di pulizia presso la Resort Namale di Anthony Robbins alle isole Fiji, come parte del programma Mastery University che teniamo in tutto il mondo, quindi ho visto direttamente i miracoli che avvengono quando le persone seguono un programma di questo tipo.

Tieni presente comunque che, dato che il corpo si abitua ai cambiamenti in modo GRADUALE, per ottenere i migliori risultati è sempre meglio iniziare in modo GRADUALE.

Comincia ad *alcalinizzare* il tuo corpo bevendo più liquidi di quanto non fai di solito. Assicurati di bere bevande di natura *alcalina*, come il succo dell'erba di grano o il SuperGreens del Dr. Young.

Io bevo 3-4 litri di SuperGreens al giorno con risultati straordinari. E questo lo faccio non solo per 7 o 10 giorni, ma tutti i giorni!

Ricorda, l'obiettivo è quello di sviluppare uno stile di vita che purifica, non che tappa!

Prova per 30 giorni (minimo 7-10 giorni) e noterai già un'ENORME differenza. Non appena il tuo corpo ritornerà in equilibrio cambierà persino il tuo modo di vedere le cose, e fare scelte migliori diventerà parte del tuo nuovo stile di vita.

Pulizia del colon

"Prima di iniziare una qualsiasi cura, perché questa sia efficace, è necessario mettere a posto l'intestino."

—Dr. Bernard Jensen

Il corpo umano non è cambiato molto negli ultimi millenni... ma la nostra alimentazione invece moltissimo!

Tutti gli zuccheri raffinati, la farina bianca, i latticini, la carne imbottita di ormoni, antibiotici e additivi acidi che la gente assume quotidianamente sono una vera e propria aggressione per il corpo.

Queste abitudini alimentari innaturali fanno del corpo un vero e proprio bidone di rifiuti tossici: una cisterna di scorie e tossine.

Nell'intestino si formano grossi strati di mucosa.

Con l'accumulo di queste sostanze mucose nell'intestino, il

processo di assorbimento viene compromesso e il processo di eliminazione delle scorie non funziona più in modo efficiente; questo crea un ambiente favorevole ai germi e ai parassiti che infestano il sangue e la linfa, avvelenando di conseguenza l'intero sistema. È questo che causa tossiemia, o auto-intossicazione, che compromette l'integrità del tuo ambiente interno.

L'auto-intossicazione è letteralmente un processo di auto-avvelenamento, un lento suicidio!

Il risultato è che **il tumore del colon-retto rappresenta la seconda causa di morte per tumore in Europa e in Italia.**

Avere il colon intossicato è un primo passo verso la morte!

Tra l'altro, è proprio nell'intestino che l'80% del sistema immunitario svolge le sue funzioni: se il colon è intasato il sistema immunitario è debole, ed è per questo che la gente si ammala. Ricorda, il miglior dottore al mondo è il nostro sistema immunitario: per questo la pulizia del colon è fondamentale per avere più salute, più energia e un più forte *sistema immunitario.*

È stato provato che in media una persona accumula circa 7 kg di scarti nel colon, scarti che non se ne vanno, che rimangono lì a marcire.

In questo ambiente fatto di residui di sostanze fecali prosperano parassiti di ogni tipo, che avvelenano lentamente tutto il corpo. (Vai su http://www.bibkit.com/mucoidal_plaque.html se vuoi vedere com'è questa placca nell'intestino).

Tutte le tossine e le sostanze ostruenti devono essere rimosse, e si deve iniziare dalla pulizia interna!

Il modo più efficace è attraverso l'idrocolonterapia (o l'idroterapia del colon). Questo tipo di terapia agisce delicatamente e gradualmente grazie ad una soluzione a base di acqua tiepida che ripulisce il colon completamente.

Grazie a questo processo potrai liberarti **da tutte le tossine**, potrai ricostruire il tuo intestino e raggiungerai un'ottima condizione di salute e sarai protetto contro le malattie.

Prendi il telefono e prenota subito – adesso! – un appuntamento per una idrocolonterapia presso una clinica nella tua zona. Vedrai: sarai felice di averlo fatto!

LE CAUSE DI CERTE MALATTIE

In linea con i principi della Nuova Biologia, i più grandi studiosi hanno riconosciuto il pH – o equilibrio acido/basico – come l'aspetto più importante per la salute del corpo.

Hanno scoperto che **il mantenimento di <u>un pH tendenzialmente alcalino</u> è il fattore che più di qualsiasi altro influisce sulla salute delle cellule.**

Tutte le tue cellule sono leggermente acide **MA per essere sane e produrre energia DEVONO stare in un ambiente ALCALINO.**

LA VERA SALUTE ESISTE SOLTANTO SE L'AMBIENTE INTERNO È ALCALINO. Mantenere la propria alcalinità è essenziale per la vita, la salute e la vitalità.

Obesità

Puoi dire grazie all'accumulo di acido che c'è nel tuo corpo per l'eccesso di chili che ti porti con te. *Essere in sovrappeso non è un problema di grasso... è un problema di acidità!* Come ho spiegato precedentemente, il corpo produce cellule di grasso per allontanare gli acidi dagli organi vitali al fine di proteggerli. Ecco perché il tuo corpo non vuole liberarsi di queste cellule tanto facilmente, e vedrai che quando la tua dieta sarà costituita prevalentemente da alimenti alcalini, il tuo corpo lascerà andare il grasso in eccesso.

Diabete

Ciò che chiamiamo diabete è un accumulo di scorie acide nel pancreas, che danneggia la sua capacità di produrre un'adeguata quantità di insulina (che regola il livello di zuccheri nel sangue).

Fortunatamente, alcalinizzando ed energizzando il corpo è possibile rigenerare le cellule del pancreas e migliorare la propria salute. Un'alimentazione prevalentemente basica e uno stile di vita alcalinizzante sono i due fattori in grado di far regredire i danni causati dall'acidità e dal diabete.

Cancro

<u>Oggi in Europa e in America una persona su tre si ammala di cancro.</u> Il fattore determinante in questione è il pH.

La maggior parte delle persone (persino il tuo dottore) non è a conoscenza del fatto che il cancro vive *senza* ossigeno, che si sviluppa e si diffonde in un ambiente ACIDO.

Il Dr. Otto Warburg <u>ha vinto ben 2 Premi Nobel per aver scoperto e dimostrato che</u> la precondizione chiave allo sviluppo del cancro è una ***carenza di ossigeno*** a livello cellulare (altrimenti detta anaerobiosi)*,* ma non si è limitato a questo, ha anche dimostrato che il **cancro prospera e si espande in un ambiente acido.** Man mano che nel corpo si accumula *acidità*, l'ossigeno che viene trattenuto è sempre meno (dato che l'ossigeno non resta in un ambiente *acido*) e questo favorisce lo sviluppo di malattie degenerative come il cancro.

Tempo fa furono pubblicati su una rivista scientifica i risultati di un esperimento nel quale presero un tumore e lo tagliarono a metà. Una metà venne immersa in una soluzione acida, e la sua massa *raddoppiò* in poche ore, mentre l'altra in una soluzione alcalina, e *morì in pochi minuti.* Dopo quattro giorni la sua massa si ridusse alle dimensioni di un pisello.

Ripetutamente è stato dimostrato che il cancro NON PUÒ sopravvivere in un ambiente alcalino e ben ossigenato.

Il cancro *cresce* e si espande in un ambiente acido, e *non sopravvive* in un ambiente alcalino.

Se il pH del tuo corpo è alcalino, NON può venirti il cancro, e se fosse già presente, tenderà a riassorbirsi.

Il cancro oggi può essere curato, cambiando la dieta, i pensieri e lo stile di vita da acido ad alcalino.

Quindi è fondamentale mettere in pratica quanto detto finora. *Alcalinizza ed energizza* il tuo corpo, fornendo alle tue cellule un ambiente pulito e alcalino, tanto ossigeno, esercizio aerobico, acqua pura e tante sostanze nutritive di qualità, così che siano in grado di eliminare i loro scarti. Allo stesso tempo evita tutte le cose che possono *distruggere* le tue cellule, come emozioni negative, stress, droghe, sostanze chimiche farmaceutiche e radiazioni.

Malattie renali

Quando le scorie acide si accumulano nel sangue, i reni (il filtro del sangue) si affaticano e insorgono disturbi alla vescica. Tutte le malattie dei reni sono collegate all'acido, e possono essere curate grazie ad una dieta alcalina. I calcoli renali sono sali di acido fosforico e di acido urico, solitamente combinati con minerali di calcio e/o magnesio, che si accumulano gradualmente fino a diventare simili a delle pietre.

Alcalinizzando ed energizzando il tuo sangue con una dieta alcalina, i calcoli si dissolveranno naturalmente dall'interno.

Influenza

Ogni anno sentiamo i medici e i media parlare della cosiddetta "stagione dell'influenza", come se il *virus* dell'influenza avesse un periodo dell'anno preferito per diffondersi e fare ammalare la gente.

In realtà l'influenza è causata in primo luogo dalla vulnerabilità del tuo corpo ai germi dell'influenza, determinata a sua volta dalla tossiemia, ovvero un eccessivo accumulo di tossine nel sistema, che indebolisce le difese immunitarie.

Quello che dovresti fare è rinforzare il tuo sistema immunitario così che sia in grado di combattere questi germi. Puoi soltanto ammalarti di influenza quando le tue difese immunitarie sono basse e il tuo corpo è acido. **Un corpo acido attrae gli organismi patogeni esterni e permette che si stabiliscano all'interno per crescere e diffondersi.**

Quindi mantieni il tuo corpo alcalino! I germi dell'influenza e del raffreddore *non possono e non riescono* a vivere in un sistema alcalino! I germi amano un ambiente acido… ci sguazzano!

Artrite

L'artrite è il risultato di un accumulo di acidi nelle giunture e nei polsi, che danneggia la cartilagine e irrita le giunture stesse, causando infiammazioni, gonfiore e dolori. Con una dieta e uno stile di vita alcalinizzante l'artrite sparisce.

Allergie

Le allergie sono una reazione del nostro corpo alle tossine acide, che si manifesta con sintomi di irritazione. Queste allergie scompariranno del tutto quando il corpo sarà completamente disintossicato. La pulizia del colon è il modo migliore per iniziare il processo, seguito dal mantenimento di una dieta alcalina.

Osteoporosi

La gente ha le idee molto confuse riguardo all'osteoporosi. Molti pensano di poterla eliminare consumando più latte e latticini, ma nei paesi dove il consumo di questi prodotti è più basso i casi di osteoporosi sono molto rari.

L'osteoporosi è un problema legato all'acido. Quando il corpo diventa più acido, per proteggersi dall'eventualità di infarti, ictus, malattie e persino cancro, nel tentativo di restare in salute, preleva il calcio (necessario per neutralizzare l'acidità) dalle ossa, dai denti e dai tessuti, e man mano che il processo continua, la massa ossea si riduce sempre di più, sfociando in quello che noi chiamiamo osteoporosi (l'indebolimento delle ossa).

Questo è ciò che accade: il tuo corpo utilizza le sue riserve di minerali alcalini per tamponare l'acidità del tuo corpo, accumulata a causa di una dieta sregolata e dalla mancanza di esercizio fisico. **Questa condizione di acidosi è la causa principale dell'osteoporosi.** Il tuo corpo, nel tentativo di contrastare l'eccessiva acidità del sistema, ruba i minerali alcalini alle ossa, ai tessuti e ai fluidi corporei, per cercare di mantenere un equilibrio alcalino.

Pressione alta

La pressione alta è causata da due fattori:

1. Restrizione dei vasi sanguigni causata da scorie acide.

2. Mancanza di ossigeno dovuta a motivazioni di origine chimica, vale a dire scarti acidi solidificati nei vasi sanguigni.

Malattie cardiovascolari

Il colesterolo è un sottoprodotto acido dei processi metabolici del grasso. Man mano che il corpo diventa acido, solidifica il colesterolo nel sangue per proteggersi e lo deposita nelle cellule o nei vasi sanguigni.

Nel corso degli anni questa placca si ingrandisce fino a danneggiare la circolazione, e a dover ricorrere alla chirurgia o alle cure mediche per eliminarla, se non sfocia prima in infarto o ictus.

Quando il pH viene riportato ad un livello alcalino, il corpo è in grado di ripulire l'intero sistema neutralizzando e dissolvendo queste scorie.

Psoriasi

La psoriasi è una comune infiammazione della pelle, che come molte altre affezioni della pelle (eczema, dermatite, acne e pelle secca,...) è sintomo di un pH troppo acido nel corpo.

È stato osservato un radicale miglioramento nei pazienti che soffrono di psoriasi quando il pH del corpo passa da acido ad alcalino.

Stress e mal di testa

Quando siamo sotto stress il nostro corpo produce più acidi portando all'acidosi. Lo stress fisico può essere alleviato riposando adeguatamente. Tuttavia, al giorno d'oggi la maggior parte di noi non ha il tempo materiale di allentare lo stress mentale. Lunghi periodi di stress possono causare problemi come mal di testa, disturbi mentali, cattivo umore, squilibri ormonali, ecc.

Concludendo, si può dire che non esistono malattie specifiche, ma solo specifiche condizioni che portano alla malattia.

La malattia è una sola, l'*acidosi.*

L'EPIDEMIA DI DIABETE

Il diabete è una condizione che si verifica quando sono presenti alti livelli di zucchero nel sangue e l'organismo non è in grado di produrre o usare l'insulina. Questa malattia ha ormai raggiunto proporzioni epidemiche; è una vera e propria crisi a livello globale. I numeri della malattia fanno tremare i polsi: **ogni 10 secondi nel mondo qualcuno muore di diabete**, che in Italia continua a diffondersi a un ritmo sempre più veloce.

Il diabete è diventato anche una delle maggiori cause scatenanti dell'epidemia di malattie cardiache che sta travolgendo il mondo, ma anche di malattie renali, cecità, neuropatia e infezioni frequenti; per esempio, a causa del diabete ogni giorno negli Stati Uniti vengono amputate 150 gambe.

Un americano su tre diventa diabetico nel corso della sua vita, il diabete rappresenta la quinta causa di morte negli Stati Uniti. Ogni giorno viene diagnosticato il diabete a circa 4.850 persone, e 823 persone ne muoiono, OGNI GIORNO.

Il diabete sta dilagando incontrollato!

Non c'è troppo da stupirsi però se si considera che negli Stati Uniti la più grande fonte di calorie è lo sciroppo di mais (ad alto contenuto di fruttosio), e non ci vuole certo un genio per capire che "forse" c'è qualche connessione tra l'industria alimentare e le grandi case farmaceutiche che vendono le "soluzioni" ai problemi causati dagli effetti collaterali di un'alimentazione altamente elaborata.

Considera questo: le medicine per il diabete portano nelle casse dello stato 15 miliardi di dollari l'anno, e secondo le previsioni si arriverà ad almeno **25 miliardi entro il 2011.**

Tuttavia NESSUNO di questi farmaci agisce sulla vera causa della malattia, che può essere curata soltanto attraverso un cambiando di alimentazione e stile di vita.

La maggior parte dei medici sono relativamente all'oscuro di come si cura il diabete e spesso, senza rendersene conto, finiscono per fare più danno che altro.

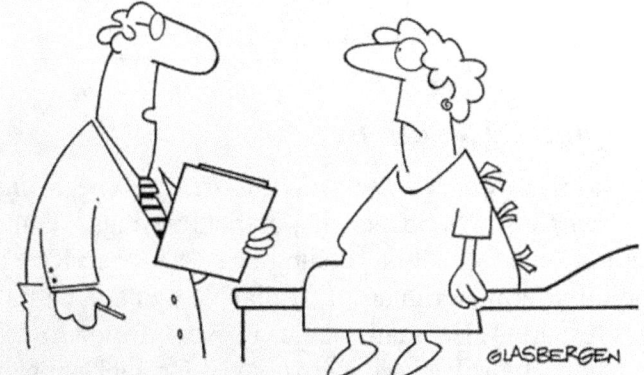

"The high-carb diet I put you on 20 years ago gave you diabetes, high blood pressure, and heart disease. Oops."

La soluzione definitiva al diabete

Quindi qual è la soluzione?

La bella notizia (anzi, *la fantastica notizia!*) è che *il diabete può essere sconfitto!* Sebbene il diabete venga comunemente considerato una malattia incurabile (la American Diabetes Association afferma a riguardo: "Il diabete è una malattia cronica a cui non c'è cura"), rinomati medici in tutto il mondo come il Dr. Jau-Fei Chen, il Dr. Richard Bernstein, il Dr. Gabriel Cousens e il brillante Dr. Robert O. Young sostengono l'esatto contrario:

Il diabete è curabile

Persino il prestigioso New England Journal of Medicine ha finalmente ammesso che <u>la dieta e l'esercizio possono eliminare completamente il diabete</u>, che altro non è che il risultato di scelte sbagliate in fatto di stile di vita e di esercizio fisico inadeguato.

Nello specifico, il diabete è causato da squilibri alimentari (alto consumo di cibi elaborati e raffinati), carenze nutrizionali e mancanza di esercizio. Se ti concentri su questi tre punti fondamentali e li sfrutti a tuo favore, potrai facilmente prevenire o persino guarire dal diabete.

L'industria medica ufficiale ovviamente non vuole ammetterlo, <u>perché la sua sopravvivenza dipende dalla diffusione della malattia</u> (affinché possa continuare a vendere farmaci contro il diabete, la maggior parte dei quali danneggia il fegato e il pancreas), ma **la verità è che *il diabete si può curare*, e ci sono tantissime persone che ne sono uscite e sono tornate a una vita normale, senza più bisogno di farmaci o iniezioni di insulina.** (Tra l'altro, persino la American Diabetes Association ha di recente finalmente ammesso che il diabete può essere sconfitto).

Ogni giorno sempre più persone affette da diabete scoprono che possono letteralmente eliminare questa malattia.

Sfortunatamente la medicina ufficiale non offre molto in termini di soluzioni tranne che una vita di dipendenza ai farmaci che, sebbene possano alleviare un po' i sintomi del diabete, non fanno nulla per eliminarne la vera causa.

Invece l'approccio rivoluzionario del Dr. Robert O. Young aiuta le persone a rimpossessarsi della propria salute senza effetti collaterali. Secondo il Dr. Young, il diabete non è una malattia del pancreas o delle cellule beta, ma piuttosto **è il risultato di uno squilibrio del pH** del corpo — l'acidosi — che intralcia la normale attività delle cellule.

Dice il Dr. Young: **"Ho iniziato a notare che il diabete in realtà non è una malattia del pacreas o delle cellule beta che producono insulina, o una reazione autoimmune, ma deriva da una rottura del delicato equilibrio del pH nei fluidi che circondano le cellule del pancreas. L'eccessiva acidità nei fluidi modifica negativamente le cellule, e interferisce, tra le tante cose, anche con il modo con cui il corpo produce e utilizza l'insulina e lo zucchero. D'altra parte, con un buon equilibrio del pH, le cellule del pancreas, le cellule beta che producono l'insulina e le cellule alfa che producono glucagone funzionerebbero in perfetta armonia, e il fenomeno del diabete non si verificherebbe".**

"… Senza acidosi, non può esserci alcuna malattia, nemmeno il diabete, quindi la cosa più importante da fare è mantenere il pH in equilibrio. Quando l'acidità viene tenuta sotto controllo, i sintomi spariscono. Persino un organo provato da innumerevoli crisi, come nel caso del pancreas in un contesto di diabete, potrà rigenerarsi una volta che la vera causa del problema viene eliminata".

> ## "Quando c'è acidità nel pancreas, il resultato è il diabete."(Pag 23)
>
> Dal libro, *"The pH miracle for Diabetes"* by Dr. Robert O. Young, MD, Microbiologist
>
> Tieni presente che ci sono migliaia di persone che sono riuscite a guarire dal diabete ristabilendo l'equilibrio del proprio pH, e quando parlano della loro esperienza, queste persone affermano di aver vissuto un miracolo, e vorrebbero che sempre più persone venissero a conoscenza dei benefici che si ottengono cambiando stile di vita. Di questo se ne parla abbondantemente nel suo primo libro, 'The pH Miracle'.

Il Dr. Young afferma:

"Eliminare l'iperglicemia, l'ipoglicemia e il diabete Tipo 1 e Tipo 2 è semplice come mantenere l'equilibrio del pH nel tuo corpo. Se riduci in modo significativo la quantità di acidità che il tuo corpo produce (a causa di un'alimentazione fondamentalmente acida) allora riuscirai a creare quel giusto ambiente alcalino di cui il tuo corpo ha bisogno per essere in buona salute.

Per combattere il diabete, purtoppo la medicina ufficiale non offre altro che una vita di dipendenza dai farmaci con conseguanti effetti collaterali devastanti, e in molti casi tutto quello che puoi fare è scegliere il male minore. Una volta però che riuscirai a vedere il diabete come una condizione dell'ambiente in cui le cellule vivono, piuttosto che una malattia delle cellule stesse, ti si apriranno nuove porte, e potrai usare il semplice approccio naturale... per rallentare, fermare o addirittura far sparire il diabete e i danni che comporta.

Ora, la questione è come si può fornire alle cellule un ambiente adeguato. Quali sono le scelte migliori in merito al tuo stile di vita che possano mantenere l'equilibrio giusto del pH nel corpo ed eliminare il diabete? Ho visto persone ottenere risultati straordinari semplicemente adottando un'alimentazione migliore, l'indispensabile esercizio fisico e alcuni integratori.

Ho iniziato ad osservare cosa succedeva al sangue dei miei clienti non appena questi correggevano la propria dieta, notavo che subito si ristabiliva l'equilibrio del pH. Non appena l'acidità nei loro corpi iniziava a diminuire, si registravano importanti cambiamenti anche in altri specifici fattori come gli zuccheri nel sangue, la pressione, il livello di colesterolo e il peso, e tutti questi valori si normalizzavano. Diabete, ipertensione, ipercolesterolemia e obesità si presentano così spesso insieme che la medicina convenzionale ha definito come "Sindrome X" la coesistenza di questi fattori. Questi disturbi sono scomparsi nei pazienti che hanno seguito il mio programma, poiché il loro sangue è diventato più alcalino, e le cellule si sono stabilizzate in una condizione di salute.

All'inizio è stato duro credere che dei semplici cambiamenti nell'alimentazione e nello stile di vita potessero avere un impatto tanto forte sui liquidi del corpo, e che questi a loro volta fossero strettamente legati alla salute delle cellule. Ma più osservavo tutto questo, più mi convincevo del potere di quello che stavo osservando. Sottoponendo i pazienti a una dieta "pH Miracle" intensiva che comprende alimenti e bevande vegetali, grassi *buoni* in quantità moderata e un basso apporto proteico, ho assistito alla completa guarigione dal diabete 2 e persino dall'1. Un vero miracolo del pH".

10 step per curare il diabete

Con il programma "pH Miracle" l'obiettivo è prevenire o persino eliminare il diabete, anche quello di tipo 1.

I componenti fondamentali che il Dr. Young raccomanda per le persone che soffrono di diabete sono: una profonda idratazione (cioè bere molta acqua alcalina); passare a una dieta alcalina; adottare integratori alimentari e fare esercizio fisico a una frequenza cardiaca adeguata. Anche gestire lo stress e mantenere un atteggiamento mentale positivo è molto importante.

Passo 1: Andare dal medico e fare esami accurati
Passo 2: Controllare quotidianamente il livello glicemico
Passo 3: Bere grandi quantità di liquidi per almeno 14 giorni
Passo 4: Adottare una dieta alcalina
Passo 5: Iniziare un programma di integratori alimentari
Passo 6: Consumare bevande vegetali
Passo 7: Fare esercizio (in modo adeguato) ogni giorno
Passo 8: Gestire il livello di stress
Passo 9: Monitorare i progressi

Passo 10: Mantenere un atteggiamento positivo

Di recente il Dr. Young ha effettuato uno studio di 6 mesi sul diabete di tipo 1 e 2.

"Per entrambi gli studi si è usata una corretta alimentazione alcalina, esercizio aerobico e integratori alimentari. In tutti i casi ho riscontrato che i soggetti che hanno completato il programma sono stati in grado di diminuire o sospendere le cure mediche, ridurre la quantità di insulina giornaliera di oltre il 50% e in molti casi eliminarla completamente nel giro di soli tre mesi. Le persone che hanno seguito il programma hanno anche perso peso e abbassato la pressione arteriosa e il livello di colesterolo nel sangue".

In una recente intervista per il programma "Health Talk for Diabetes" (scaricabile come file audio o formato CD da www.phmiracleliving.com), il Dr. Young dice:

"Abbiamo ottenuto un grande successo sia con il diabete tipo 1 che con il diabete tipo 2.

Mi viene in mente quello che disse una volta Thomas Edison: "Il dottore del futuro non prescriverà medicine, ma spronerà i suoi pazienti a prendersi cura del proprio corpo con la giusta alimentazionene e l'esercizio fisico."

Il mio libro è incentrato su un approccio olistico al diabete di tipo 1 (insulino-dipendente) e di tipo 2 (legato alla dieta, non insulino-dipendente).

*La cosa meravigliosa che abbiamo trovato grazie agli studi caso-controllo che abbiamo condotto, è che **abbiamo ottenuto successo nel 100% dei casi in cui sono stati applicati i principi di cui parlava Edison.***

*Quando i pazienti applicano i princìpi dell'alcalinizzare ed energizzare il proprio corpo olisticamente senza agire sul pancreas con trattamenti medici ma creando un adeguato pH alcalino nei fluidi che circondano le cellule beta produttrici di insulina, **siamo così riusciti a ridurre l'uso di insulina di oltre il***

50% in tutti i casi, e nei casi di diabete di Tipo 2, oltre il 90% di questi pazienti sono stati completamente guariti.

Il pancreas è un organo che è spesso sotto stress, dato che deve gestire il cibo che proviene direttamente dallo stomaco. Per cui se il cibo è molto acido, come prima azione difensiva il pancreas rilascia del bicarbonato per portare il livello del pH da 1,5 a 8-8,2, un salto di 1 milione di volte più grande (un pH pari a 6 è 10 volte più acido di un pH 7; e 5 è 10 volte più acido di 6, ecc.).

Quando il pancreas non ha abbastanza bicarbonato lo prende dal sangue, o da una qualsiasi fonte che possa alcalinizzare il cibo, perché se il cibo non venisse alcalinizzato, finirebbe per danneggiare una parte molto sensibile e importante del nostro corpo: i villi intestinali.

È nei villi intestinali che il cibo viene biologicamente trasformato in sangue nuovo e da lì in nuove cellule. Se il cibo non è adeguato e non ha il giusto valore di pH, e considerando che il pancreas è già sotto stress, l'intero equilibrio del sistema si sballa.

Il pancreas è il primo organo che agisce sul cibo per trasformarlo in cellule nuove che alla fine diventeranno cellule del corpo.

Se si prende un diabetico – cioè qualcuno che STA FACENDO il diabete (lo dico questo letteralmente perché il diabete non "viene" a una persona, ma lo "SI FA" ovvero lo si crea con il proprio stile di vita e la propria dieta) – e gli si insegna come NON FARE il diabete, si otterranno risultati fenomenali. Una donna in Texas che continuava a FARE il diabete da 22 anni, era arrivata a prendere 120 unità di insulina al giorno. Ebbene, dopo soli 30 giorni smise tutte le iniezioni di insulina.

Perché? Perché non si trattava del pancreas: la questione era mantenere un ambiente interno adeguato, così che le cellule potessero svolgere al meglio le proprie funzioni.

*Se si mette una qualsiasi sostanza in una soluzione acida, si sfalderà, non riuscirà a sopravvivere. **Quando il contesto (cioè l'ambiente) è troppo acido e tu metti in atto un profondo cambiamento, tutto inizia a funzionare meglio, in modo normale! Questo è ciò che abbiamo riscontrato non solo con i diabetici di*** *tipo 2, ma ora anche con quelli affetti da diabete tipo 1, il che è un miracolo.*

*Stiamo parlando di **un cambiamento di stile di vita**. Abbiamo trovato che bevendo un litro di SuperGreens™ con Prime pH™ (che rende i tuoi liquidi del corpo alcalini) in combinazione con un cucchiaio di SuperSoy™ (un concentrato di germogli di soia), non importa se il tuo tasso di glucosio nel sangue sia sopra i 400 o sotto i 60, entro 15-20 minuti avverrà un tale cambiamento nel tuo corpo (ovvero l'ambiente interno) che gli zuccheri nel sangue torneranno a valori normali.*

È un fenomeno che non riesco a spiegare bene nemmeno io, so solo che succede.

*Quindi invece dei dolcetti o di iniezioni extra di insulina, **abbiamo scoperto che se si inizia semplicemente a mantenere una buona idratazione grazie a bevande alcaline (cioè SuperGreens con Prime pH e SuperSoy), si verifica un vero e proprio miracolo del pH, ovvero si normalizza il livello glicemico aiutando così il pancreas nelle sue funzioni; così che gradualmente il pancreas sarà poi in grado di farcela da sé.***

All'inizio il pancreas va aiutato, ma se si continua con questo programma giorno dopo giorno, settimana dopo settimana, mese dopo mese, i pazienti non dovranno più usare l'insulina, mangiare barrette dolci, frutta molto zuccherina, ecc. per alzare il livello di zucchero nel sangue. Ora possono farlo rinforzando e alcalizzando il proprio corpo.

Stiamo letteralmente riprogrammando il nostro sistema, facendo cambiamenti importanti con l'uso di SuperGreens, Prime pH, SuperSoy Sprouts e altri prodotti, come "DiaBalance Pack" (3 prodotti che aiutano il pancreas, creati per riequilibrare i sintomi associati al diabete: Pancreas Plus, Chromium Vanadium in acqua a doppia distillazione e Adrenal Plus).

Molte volte il problema non è che il pancreas non produce insulina, piuttosto che lo zucchero e l'insulina non si combinano tra di loro.

Con l'aggiunta di cromo nei liquidi corporei (in particolare per i diabetici di tipo 2) la situazione si sistema, poiché questo fa sì che lo zucchero e l'insulina si leghino insieme entrando così nel ciclo energetico. È importante perché se c'è del glucosio libero può fermentare e diventare acido o acido lattico, ed è questo che causa tutti i problemi neuropatici, cardiovascolari, nefropatici (problemi renali), cecità, amputazioni...

Chromium Vanadium è un importante riequilibratore del sangue perché aiuta le molecole di glucosio ed insulina ad unirsi insieme.

Inoltre, quando FAI il diabete tendi ad essere stressato emotivamente e ad avere alterazioni nella produzione di adrenalina, e questo è il motivo per cui c'è Adrenal Plus che aiuta le ghiandole surrenali.

Quando non c'è abbastanza zucchero nel sangue, se il tuo sangue sta fermentando a causa dei lieviti (e quindi sta creando sempre più acidità con conseguente abbassamento di energia) le ghiandole surrenali devono produrre adrenalina per rilasciare più zuccheri, causando così un serio deterioramento dei tessuti.

Entri in un circolo vizioso in cui la sovrapproduzione di adrenalina danneggia la tiroide, e quando questa a sua volta non funziona correttamente farai davvero fatica a perdere peso (infatti il 90% dei diabetici di tipo 2 sono obesi). Si dà la colpa alla tiroide, ma non è quello il problema: il vero problema è lo stile di vita!

Quello che succede quando si inizia questo programma è che nel 100% dei casi si perde peso grazie alla dieta pH Miracle.

Il fenomeno dell'Alba è quando ti svegli al mattino con livelli di glicemia altissimi.

"Diabete" in greco significa "sciogliere nello zucchero". Quando siamo sdraiati nel letto, e quindi non ci stiamo muovendo, il sistema linfatico non sta eliminando nessuna acidità e di conseguenza finiamo per "scioglierci nello zucchero", aumentando così il livello glicemico, perché quando le cellule si guastano, lo zucchero, le proteine e i grassi che contenevano vengono liberati.

Ecco perché <u>le persone che si tengono in movimento e fanno</u>

esercizio rischiano molto meno di soffrire dei sintomi associati al diabete rispetto a coloro che NON si muovono. **Quando muovi il corpo, stai facendo una delle cose più importanti che un diabetico o chiunque possa fare: stai sudando. Quando sudi smuovi l'acido, e quando l'acido si muove il delicato equilibrio pH dei liquidi interni viene ripristinato.**

Per controllare il livello degli zuccheri nel tuo sangue devi idratarti abbondantemente. _L'idratazione è la cosa più importante in assoluto_ che si possa fare, SPECIALMENTE per i diabetici, per mantenere il delicato equilibrio del pH dei liquidi interni.

Immagina di essere un oceano di acqua con le sue isole, dove queste isole rappresentano la carne e le ossa. Noi siamo acqua per il 65-75%.

Una delle cose più importanti che puoi fare per preservare la tua buona salute ed _equilibrare gli zuccheri nel sangue_ è una profonda idratazione, che però DEVE essere fatta con liquidi il cui pH è maggiore di 7. *La scala del pH va da 1 a 14, dove 7 è il valore neutro. Qualsiasi cosa sopra il 7 alcalinizza, mentre qualsiasi cosa al di sotto è acida. Quindi se bevi una Coca Cola per equilibrare i tuoi zuccheri, stai in realtà bevendo un liquido molto acido dannoso per il pancreas.*

Bisogna bere qualcosa che sia in grado di risvegliare e stimolare le cellule beta a produrre insulina e le cellule alfa a produrre glucagone. **Questo permetterà non solo di regolare gli zuccheri nel sangue... ma riporterà in vita il pancreas, e per farlo dobbiamo creare le condizioni adeguate!**

Quindi la cosa più importante che si possa fare è alcalinizzarci con cibi e bevande vegetali.

Si inizia questo programma bevendo 1 litro di SuperGreens al giorno, per poi passare a 2, a 3, 4, 5...

Il miracolo del pH si verifica quando si arriva a circa 6 litri di Green drink (1 cucchiaino di SuperGreens per litro di acqua distillata e in aggiunta 10 gocce di Prime pH che aiutano ad aumentare l'attività degli elettroni, ad alzare il pH e a fornire

ossigeno e più elettroni per neutralizzare l'acidità).

Questa bevanda è la cosa più importante con cui puoi iniziare, e ricorda di farlo gradualmente.

Dovrai monitorare i livelli di zucchero nel sangue molto attentamente, in quanto noterai che saranno piuttosto instabili non appena inizierai a regolare la quantità di insulina che usi, perché nelle prime 72 ore, e questo è molto importante, più del 90% delle persone che iniziano ad idratarsi con SuperGreens e Prime pH riducono il proprio bisogno di insulina di oltre il 50%.

Se continui ad assumere la stessa quantità di insulina si creeranno dei problemi, per cui DOVRAI controllare il livello degli zuccheri nel sangue almeno 6 volte al giorno, soprattutto all'inizio.

Coinvolgi il tuo dottore in tutto questo, così che lui possa aiutarti a fare a meno dell'insulina.

Il diabete è un'epidemia, la malattia che ora come ora si sta diffondendo più velocemente al mondo.

I bambini oggi mangiano più di 90 chili di zucchero e più di 90 chili di proteine all'anno.

Tra proteine e zucchero ingurgitiamo così tanti acidi che il pancreas, responsabile dell'alcalinizzazione dei cibi quando escono dallo stomaco e della regolazione degli zuccheri nel sangue, diventa letteralmente stressato. Come potrà MAI svolgere il suo compito con un assalto così violento di zuccheri e proteine?

Cominciando a diminuire i carboidrati e gli zuccheri, iniziando ad assumere i grassi buoni come l'olio di lino e di oliva e quelli del pesce, ricchi di omega-3 e 6, poi integrando la dieta con SuperGreens, che neutralizza l'acidità e aiuta il sangue a formarsi, e con Prime pH che ci fornisce più elettroni, e poi con altri prodotti mirati come Biolight, che contiene il co-fattore 1 (senza il quale lo zucchero diventerebbe acido lattico; con il co-fattore 1 il glucosio diventa piruvato, che poi si trasforma in energia ATP). Oltre a tutto questo aggiungiamo il SuperSoy, fonte naturale di proteine.

Questo programma funziona, sta già aiutando tantissime persone. Inizia gradualmente e aumenta man mano, facendoti seguire dal tuo medico. Questi prodotti possono essere usati ogni giorno, per cui fà in modo che rientrino nelle tue abitudini quotidiane.

La comunità medica convenzionale evita di parlare di dieta, stile di vita e integrazione dell'alimentazione. La filosofia prevalente è quella del cercare il "proiettile", per così dire, ovvero incolpare un virus o un germe che "attacca" il corpo dall'esterno, o i globuli bianchi che stanno "attaccando" le cellule che producono insulina. Si cerca la pistola fumante, ma non si trova il proiettile. Perché? Perché NON C'È NESSUN "PROIETTILE"!... se non quello che NOI FACCIAMO col nostro stile di vita.

Dobbiamo assumerci la responsabilità delle nostre scelte di vita. Quello che mangiamo, quello che pensiamo... hanno un effetto diretto sul pancreas e sulla salute.

Ora ci sono medici e studiosi che stanno iniziando a considerare il fattore dieta, il fattore nutrizionale, la fisiologia e la psicologia che influiscono olisticamente sui nostri corpi e su ogni singolo sistema all'interno del nostro corpo. La gente sta iniziando ad abbracciare questa nuova filosofia, ma ci vuole tempo.

Questo nuovo modo di mangiare, pensare e vivere è la strada da percorrere verso una cura non solo per il diabete, ma anche per le malattie cardiache, l'AIDS e molte altre sintomatologie. **Non c'è nessun proiettile, nessuna pistola, ci sono solo i sintomi di uno stile di vita. Quando si arriva a capire bene questo concetto, si può iniziare a fare scelte diverse riguardo allo stile di vita e a cambiarlo in modo adeguato, e sarà allora che i sintomi scompariranno. Tutte queste malattie non sono altro che SINTOMI delle nostre scelte di stile di vita".**

- Dr. Robert O. Young

STRATEGIE COMPLEMENTARI PER ACCELERARE I RISULTATI

➤ **Evita di sconvolgere la tua biochimica con zuccheri non naturali**, ovvero elimina il consumo di: farina bianca (con cui sono fatti la maggior parte dei pani, dei cereali e delle paste), sciroppo di mais ad alto contenuto di fruttosio (nella soda, nelle caramelle, ecc.), saccarosio e zucchero. Passa invece ai cereali integrali, bevi il tè verde invece della soda e usa dolcificanti naturali come l'estratto di stevia o il nettare di agave invece dello zucchero.

➤ **Inizia a bere tutti i giorni grandi quantità di deliziosi centrifugati di verdure**, in questo modo darai ogni giorno alle tue cellule migliaia di fitonutrienti (medicine derivate dalle piante). *Questi fitonutrienti sono la medicina più potente al mondo*: è **stato infatti dimostrato che eliminano il diabete e stabilizzano il livello di zuccheri nel sangue in pochi giorni!** *Farai letteralmente fare alle tue cellule un bagno nella medicina contro il diabete più potente che madre natura abbia creato (Young, Adams)*. In più, aiutano anche i tuoi organi più importanti: il fegato, il pancreas, il cuore, il cervello, i reni, la vescica e tanti altri ancora. Nota bene che non devi andare in una clinica, TU STESSO PUOI CURARTI con il potere dei **miracoli della natura**. Puoi effettivamente dare al tuo corpo le medicine più potenti al mondo nella tua cucina! Ricorda: IL TUO CORPO SA COME CURARSI, DEVI SOLO DARGLI LA MATERIA PRIMA.

➤ **Riduci o elimina il consumo di *grassi animali*** (carne/latticini) **e nel frattempo aumenta il consumo di *grassi vegetali*** (**avocado**, olive, mandorle, anacardi, noci di macadamia, noci di cocco, semi di sesamo, di lino e di girasole). I grassi vegetali non solo forniscono gli acidi grassi essenziali (omega-3) e altri grassi che aiutano l'eliminazione del diabete, ma proteggono anche il cuore dal pericolo di ossidazione, riducono la "densità" del sangue (con conseguente miglioramento della circolazione, uno dei fattori chiave per i diabetici), e sostengono le funzioni cognitive e l'umore (Young). Per cui consumare grassi vegetali fa bene non solo a chi ha il diabete, ma a tutti coloro che vogliono migliorare la propria condizione generale di salute.

➢ **Inizia a fare esercizio fisico in modo costante**: non c'è modo di combattere il diabete senza fare esercizio fisico. Anche solo camminare per 20-30 minuti tre volte a settimana aiuta ad abbassare i livelli di zuccheri nel sangue, perché l'esercizio rimette in equilibrio il tuo metabolismo e il sistema nervoso, e quindi il metabolismo degli zuccheri nel sangue, l'equilibrio ormonale, l'assorbimento delle calorie e la sensibilità all'insulina. Migliora anche le funzioni cardiache e la circolazione. Qualsiasi forma di movimento fisico aiuta ad ottenere migliori risultati più velocemente: ballare, lo yoga, correre, nuotare, fare pesi, lo spinning, le arti marziali, ecc. La cosa importante è fare un po' di movimento, *qualcosa di fisico*, ALMENO 3 volte alla settimana (cinque sarebbero meglio, ma arrivaci gradualmente).

➢ Vai dal tuo medico di fiducia e fatti **ridurre o eliminare i farmaci per il diabete, dato che non ti serviranno più**.

Rivendica il tuo diritto di una vita SANA e piena di ENERGIA!

METTIAMO TUTTO IN PRATICA

Ci tengo a ricordarti che affinché tu possa trarre massimo beneficio da queste distinzioni **devi comunque prenderti TOTALE RESPONSABILITÀ per la tua vita ed essere disposto ad impegnarti al 100% per recuperare la tua salute. Con queste qualità, vedrai che la tua salute migliorerà *molto velocemente*.**

È fondamentale che tu capisca che al di là delle profonde trasformazioni che le persone ottengono quando applicano questi princìpi rivoluzionari, in ultima analisi sei TU la persona che può prendere la decisione di applicare questi princìpi e usufruire di queste informazioni per cambiare stile di vita e creare quel livello ottimale di salute che desideri e che meriti. Perché vedi non è solo una questione di alimentazione, innanzitutto **è una questione di TESTA!**

Cambiare abitudini

So bene che cambiare le proprie abitudini può essere piuttosto difficile (almeno all'inizio), questo perché cambiare abitudini significa cambiare modo di vivere, ma i benefici che avrai da questo cambiamento ripagheranno ampiamente lo sforzo.

Immaginati ai margini di una fitta giungla. Davanti a te c'è un vecchio sentiero battuto che attraversa la densa vegetazione. È una tentazione, sembra molto più facile percorrere quel sentiero (già percorso molte altre volte) piuttosto che ricavarsi un nuovo percorso in mezzo alle sterpaglie. La gente è portata a percorrere il sentiero già battuto, ossia la via più facile.

Le tue abitudini sono come quel sentiero: ovvero qualcosa che hai già fatto, molto probabilmente insieme ad altre persone. Per creare invece nuove abitudini devi addentarti nella giungla e iniziare un nuovo sentiero. All'inizio potrà essere un po' difficile perché devi penetrare nella fitta vegetazione della giungla e perseguire un nuovo percorso, anche quando sarebbe molto più facile tornarsene indietro e riprendere un sentiero già battuto.

Eppure con un po' di costanza vedrai che il tuo nuovo sentiero inizierà a prendere forma. Se rimani sul tuo nuovo sentiero e lo percorri più volte al giorno tutti i giorni, diventerà sempre più facile e più definito, ci saranno sempre meno ostacoli ogni volta che lo percorrerai. In questo modo ti sarai creato la tua nuova strada attraverso la vita, **che ti porterà esattamente dove TU vuoi arrivare.**

Presto sarà molto più facile percorrere il tuo nuovo sentiero, mentre prendere quello VECCHIO ti sembrerà addirittura *più difficile*. La vegetazione e le piante saranno cresciute e avranno iniziato ad invadere il vecchio sentiero, perché non l'hai più usato. Può anche darsi che altre persone, vedendo il tuo nuovo sentiero, decidano di percorrerlo, rendendo ancor più facile il passaggio. **Alla fine il tuo nuovo percorso ti sarà così familiare che diventerà PIù FACILE percorrere quello nuovo che quello vecchio!**

I PASSI SUCCESSIVI

Una volta completato il processo di detox, il tuo corpo inizierà a funzionare correttamente, ma non dimenticare che le tue AZIONI QUOTIDIANE sono importanti quanto il programma di detox se vuoi vivere davvero una vita in completa salute e piena di energia.

Impegnati a praticare questi *princìpi (che sono la chiave per una salute eccellente)* **ogni giorno o almeno per i prossimi 30 giorni! Ti aiuteranno a sviluppare uno stile di vita sano, alcalino ed energico.**

1. Respira. Ricordati di fermarti tre volte al giorno e fare i tuoi dieci respiri profondi seguendo questo schema:
   Inspira (dal naso) contando fino a multipli di 1
   Trattieni il respiro contando fino a multipli di 4
   Espira (dalla bocca) contando fino a multipli di 2

2. Continua a **idratare profondamente** il tuo corpo con SuperGreens e tanti centrifugati di verdura. Questo va fatto non solo per i prossimi giorni, ma sempre! È l'abitudine più importante che devi adottare per mantenere il tuo corpo alcalino e combattere gli acidi.

3. Muoviti! Evita di chiuderti in casa, resta attivo e muovi più muscoli che puoi ogni giorno! Trova un **movimento fisico** che ti piace, come per esempio camminare, ballare, fare yoga, arti marziali, il tappeto elastico, ecc. e cerca di rendere questa pratica un'abitudine di vita. Ricorda che il corpo si sviluppa e si mantiene attraverso il MOVIMENTO.

4. Mangia leggero e come sempre, assicurati che almeno **il 70% della tua dieta consista in alimenti vivi (crudi), ricchi di acqua e alcali.** Guarda questo video che narra brevemente la storia di un gruppo di diabetici che, grazie semplicemente ad un'alimentazione CRUDA, sono guariti dal diabete in 30 giorni: http://www.youtube.com/watch?v=YSUw9SaPLmA Anche il succo dell'erba di grano è un ottimo elemento da integrare nella tua routine quotidiana

(per ulteriori informazioni leggere l'Appendice III alla fine del manuale).

5. **Fai attenzione alle tue emozioni**. Riduci il tempo che dedichi alla televisione, alla radio e ai giornali e passa a forme di intrattenimento più costruttive! I media propongono spesso immagini e storie drammatiche e traumatiche, che possono trasmettere un senso di paura e smarrimento. In realtà ci sono milioni di cose belle che succedono tutti i giorni e il notiziario è solo una piccola parte di quello che sta accadendo nel mondo.

6. Incomincia ad usare **prodotti privi di additivi chimici** anche per il tuo ambiente in cui vivi.

7. **SCEGLI di stare con persone che supportano** la tua scelta di cambiare stile di vita e di stare meglio!

8. Tieniti costantemente informato su tutto quello che può essere utile a migliorare la tua salute. Mantenere una dieta vincente e salutare a base di alimenti biologici e vegetali dipende anche dalla tua capacità di imparare bene l'argomento. **Continua quindi ad informarti finchè non diventa un'abitudine**.

9. **Divertiti!** Abituati a mangiare cose che ti piacciono e che ti danno l'energia e la salute che meriti.

Considerazioni conclusive

Complessivamente abbiamo visto come la visione convenzionale della salute e dell'alimentazione ci stia uccidendo, aumentando i casi di malattie cardiovascolari, cancro, obesità, diabete, ecc.

Viviamo in una società che va alla ricerca di cure contro **i mostri che *noi stessi abbiamo creato come società.***

La medicina sta cercando un "rimedio" per curare le malattie, nonostante sia ovvio il fatto che la natura non abbia bisogno di rimedi, ma solo dell'opportunità di esercitare il proprio innato potere auto-curativo.

La malattia è un qualcosa che tu stesso fai crescere, e non qualcosa che accade improvvisamente. Bechamp lo sapeva, Bernard lo sapeva, Enderlein lo sapeva, e altri ancora lo sapevano. Persino Pasteur l'ha ammesso in punto di morte!

Questi scienziati indagavano i "pleomorfismi" (plea = più, morfico = cambiamento, ovvero si riferisce alla mutazione delle cellule), e in particolare scoprirono che i **germi possono *alterare* la loro forma e funzione <u>col cambiare del valore del pH dell'ambiente interno.</u>**

Nello specifico, la malattia prospera in un ambiente il cui pH è basso (acido), mentre MUORE se il pH è alto (alcalino).

Quando il tuo pH è alcalino i germi sono benigni e tu stai bene. Se invece il tuo pH diventa acido i germi mutano e diventano patogeni, e di conseguenza tu ti ammali.

Troppa acidità nei tessuti è la causa dell'attività pleomorfica (la mutazione delle cellule) che porta alla malattia.

<u>Quindi se mantieni il corpo alcalino, puoi evitare le malattie ed essere in salute!</u>

Queste sono informazioni *fenomenali* in grado di cambiarti la vita!

Ciò significa anche che **sei TU l'autore e il costruttore del tuo domani**, e non devi pagare un indovino o un esperto che ti dica cosa ti succederà. *Non succederà nulla. Raccoglierai i frutti di quello che stai seminando oggi.*

<u>La malattia non è mai causata dalla sfortuna: è sempre una questione di CAUSA ED EFFETTO</u>, e l'esito di qualsiasi malattia può essere modificato o ribaltato grazie alla DIETA e allo STILE DI VITA.

La Nuova Biologia spiega LE CAUSE E GLI EFFETTI di tutte le malattie.

La carenza di energia di per sè non è una malattia, ma se viene meno il processo di eliminazione delle tossine, il sangue si riempie di acidi che avvelenano non solo il sangue stesso ma anche i tessuti (acidosi); quando le tossine acide si accumulano oltre il limite di tolleranza si verifica una crisi (malattia).

La malattia è il risultato della presenza di <u>acidità</u> nel corpo. Le tue abitudini di vita ti porteranno ad ammalarti se non *alcalinizzi* il tuo sangue con una corretta alimentazione e idratazione. Una volta ripristinata l'alcalinità, non potrà esserci malattia e <u>non potrà esserci il Diabete</u>.

Le malattie, inclusi cancro, tumori, diabete, sclerosi multipla, lupus, ipertiroidismo, fibromialgia, dolori muscolari e delle giunture, sindrome da affaticamento cronico, crampi muscolari, allergie, asma, bronchite, raffreddori frequenti, candida, ipoglicemia, indigestione, insonnia, diverticolite, intestino irritabile, polmonite, ulcera, crampi allo stomaco e all'intestino e persino perdite di memoria **sono l'apice di anni di abusi dovuti a uno stile di vita e a un'alimentazione acidi.**

Poi arrivano i medici che per curare una condizione di acidità prescrivono altra acidità (*farmaci*). I farmaci sono acidi, creano acidità, per cui è evidente che non si può combattere l'acido con l'acido.

La SOLUZIONE per tutto questo (ovvero GLI EFFETTI) è ELIMINARE L'ACIDITÀ dal sangue e dai tessuti (ovvero LA CAUSA) rendendo ALCALINI IL NOSTRO STILE DI VITA E LA NOSTRA DIETA.

Il tuo stile di vita e le tue abitudini alimentari ti faranno ammalare se non ALCALNIIZZI il tuo sangue con gli alimenti giusti e con un'adeguata idratazione.

Per essere vitali e avere una buona salute, dobbiamo fare in modo che il nostro corpo funzioni in piena efficienza.

Ricorda: sono le tue decisioni *quotidiane* che <u>determinano</u> il *destino del tuo fisico*. Prendi una decisione oggi stesso, dì *"basta!" ai veleni* e inizia a <u>creare un ambiente privo di tossine, dove il tuo corpo e la tua mente possano funzionare in maniera ottimale.</u>

Pensieri finali

La cosa più importante che noi tutti dobbiamo fare è

> ➤ RICONOSCERE CHE LA NOSTRA **SALUTE FISICA È LA COSA PIU' IMPORTANTE CHE ABBIAMO**, e
> ➤ **ASSUMERCI LA TOTALE RESPONSABILITÀ DELLA NOSTRA SALUTE E DELLA NOSTRA ENERGIA.**

In definitiva sei tu responsabile, sei TU che devi renderti conto che se vuoi avere una buona salute devi **PRENDERE IL CONTROLLO DELLE TUE SCELTE IN MERITO AL TUO STILE DI VITA.**

E ricordati che noi non prendiamo malattie. Le *creiamo noi stessi.* Le **fabbrichiamo. Le "mangiamo, beviamo, pensiamo e sentiamo per manifestarle nella nostra esistenza".** Lavoriamo duramente per sviluppare le nostre malattie. **Dobbiamo infatti lavorare più duramente di quanto dobbiamo per ripristinare la salute.**

Presto tutti impareranno che è **il proprio modo di vivere** che crea la malattia e non i germi, che sono invece molto utili, tant'è vero che senza di loro non potremmo neppure vivere.

Certo, abbiamo visto che la presenza di germi (batteri e funghi) **non costituisce né genera la presenza di una malattia.** I batteri sono gli **spazzini** ed i **terapeuti** della **Natura** ... riducono i tessuti morti agli elementi di base (essi servono anche a pulire i tessuti dalle tossine accumulate).

I germi o i batteri non hanno alcuna influenza di alcun genere sulle cellule vive e sane. I germi o i microbi prosperano facendo gli spazzini nelle aree malate (per riequilibrare il **Terreno**).

Vivono con i rifiuti metabolici non elaborati e con i tessuti malati, denutriti e deboli. **Non sono la causa della malattia,** allo stesso modo che le mosche e i vermi non sono la causa della spazzatura (la Prima Causa fisica è il Terreno alterato cioè la spazzatura).

Le mosche, i vermi e topi non causano la spazzatura ma piuttosto si nutrono della spazzatura. Le zanzare non sono la causa dell'acqua stagnante. Vediamo sempre i pompieri vicino al fuoco, ma questo non significa che siano stati loro ad appiccare l'incendio. Le iene e gli avvoltoi ripuliscono la prateria e la savana dai cadaveri, non sono la causa della morte.

Sfortunatamente, come abbiamo visto, milioni di persone stanno soffrendo inutilmente per colpta della brama spregiudicata delle industre farmaceutiche di guadagnare centinaia di miliardi di dollari, appoggiate e fiancheggiate da scienziati pagati profumatamente per alterare, e persino falsificare, i risultati dei test.

Siamo ben coscienti ormai degli attacchi che da decenni vengono perpetrati ai danni della salute, della vita e della libertà di scelta delle persone dalle multinazionali farmaceutiche e dal sistema sanitario di stato. Negli ultimi tempi questi attacchi si sono fatti sempre più gravi e stringenti. Nelle strategie di marketing di certe società e nella politica di certi governi, **la popolazione mondiale non viene considerata in modo molto diverso da quanto un allevatore consideri i suoi animali da ingrasso: fonte di guadagno, da mungere e da macellare.**

Mentre le continue scoperte scientifiche danno sempre più opportunità di salute, **manovre legali, illegali, politiche, economiche e criminali tendono sempre più a inchiodare l'uomo alle malattie e alla dipendenza da sostanze chimiche, tossiche, costose e dannose, fatte passare per terapie. (Mondini)**

"Una Società Dominata dalle Industrie Farmaceutiche"

"Come società siamo stufi di vivere in una farmacopea; una cultura dominata dalle industrie farmaceutiche. È diventato troppo costoso e inaffidabile. Le alternative naturali presto rivoluzioneranno tutto questo!"

James F. Balch, M.D.
Autore, scienziato ed esperto mondiale sugli antiossidanti

Caro amico, ho scritto questo programma con l'obiettivo di rivelarti **I PRINCÌPI CHIAVE CON CUI PUOI RAGGIUNGERE UNA SALUTE OTTIMALE.** Quando si mettono in pratica questi principi, il nostro meraviglioso corpo riacquista salute. **Il cancro può essere prevenuto e sconfitto, le ostruzioni delle arterie cominciano a sciogliersi, le cellule del pancreas riprendono a produrre insulina, la circolazione al cuore e al cervello si riattiva e il nostro sistema immunitario può diventare fortissimo.**

Quando metterai in pratica questi principi, il tuo corpo inizierà a usare il suo **miracoloso potere auto-curativo**: il tuo aspetto esteriore migliorerà, ti sentirai meglio, avrai più energia e anche tutti gli aspetti più importanti della tua vita miglioreranno.

Per ottenere la salute fisica che desideri devi integrare queste DISTINZIONI — *QUESTI PRINCÌPI* — nel tessuto della tua vita, potrai così anche accrescere a dismisura il tuo livello di energia, raggiungerai una tale vitalità e lucidità mentale che probabilmente non hai mai provato prima, e proverai anche un nuovo senso di eccitazione, gioia e ottimismo che ti accompagnerà per tutta la vita!

Inizia oggi stesso questo tuo nuovo percorso verso la salute, e continua su questa strada.

Spero sinceramente che tu ti renda conto, così come è stato per me, della FORTUNA che hai avuto a venire a conoscenza di queste informazioni rivoluzionarie, in quanto grandi potenze motivate da enormi interessi fanno di tutto per *sopprimerle e tenerle nascoste*.

Adesso ti esorto a sfruttare al massimo queste risorse per raggiungere quel livello straordinario di salute che desideri e che meriti! So che sei uno dei pochi che **fa le cose** e non uno dei tanti che *parla* e basta. Molte persone *dicono* di voler cambiare la propria vita e raggiungere una salute ottimale, ma spesso queste sono soltanto chiacchiere. Tu invece sei entrato in azione e adesso ti stai effettivamente muovendo nella giusta direzione, e per questo hai il mio rispetto e la mia stima.

Non dimenticare mai che il benessere del tuo corpo è davvero il punto di partenza da cui poter migliorare anche tutti gli altri aspetti della tua vita, quindi la prima cosa che devi fare è PRENDERTI CURA DELLA TUA SALUTE, o nient'altro avrà importanza.

Mi auguro che avremo la possibilità di rimanere in contatto (tramite email, telefonicamente o magari durante un incontro dal vivo) e ti sarò molto grato se vorrai raccontarmi dei tuoi progressi e delle tue soddisfazioni. Niente può rendermi più felice di vedere che queste distinzioni hanno veramente fatto la differenza!

Possa l'amore universale guidarti e darti la forza per mettere in pratica queste **Leggi della Salute** e far sì che per te diventino un'abitudine.

La vita è fatta per essere vissuta con gioia e felicità. Vivila al massimo e prenditi sempre cura di te stesso *(perché senza la salute non abbiamo nulla)*, e vedrai che starai sempre bene, in salute e lontano da ogni malattia.

Se lo farai, scoprirai il più grande regalo che Dio ti abbia mai fatto su questa terra: TU STESSO.

Ti auguro tutto il meglio della vita e tanta salute,

Matt Traverso

Appendice I – Informazioni sull'autore

Matt Traverso è uno speaker internazionale, esperto di coaching sulla salute & benessere e autore di numerosi *best-seller* e insegna alle persone come migliorare drasticamente la propria salute naturalmente, senza l'uso di costosi e nocivi farmaci. Con oltre 10 anni di studi sulle cause della malattia e della salute ed essendosi formato direttamente con eminenti scienziati a livello mondiale, nelle sue conferenze di "Health Coaching" Matt aiuta le persone a raggiungere nuovi livelli di salute e benessere. Il suo lavoro ha aiutato migliaia di persone in tutto il mondo ad uscire dalla dipendenza da farmaci e ad adottare determinati stili di vita che semplicemente fanno *sparire* la malattia.

Messaggio personale di Matt

"Sono profondamente grato dell'opportunità di poter condividere queste informazioni rivoluzionarie che hanno già permesso a migliaia di persone in tutto il mondo di migliorare radicalmente la propria vita. La mia missione nella vita è aiutare le persone a prendere controllo della propria salute e del proprio benessere per potersi così liberare dalle malattie, dai malesseri e dalla paura di ammalarsi; e vivere con una salute eccellente, lucidità mentale e una passione per la vita."

Matt è anche il creatore del programma "Salute & Vitalità": un seminario esclusivo studiato apposta per insegnare alle persone come ricostruire la salute del corpo utilizzando delle conoscenze pratiche e profondamente efficaci. Questo sistema per la rigenerazione, la rivitalizzazione e il ringiovanimento è un programma incentrato sull'equilibrio e sull'armonia dell'alimentazione, del fisico, della mente, delle emozioni e anche della spiritualità. Imparerai a dare al tuo corpo l'ambiente sano di cui ha bisogno per ristabilirsi in modo naturale. Quando il corpo è *pulito* e *nutrito* in modo adeguato, i sintomi della malattia e la malattia stessa scompaiono. Acquisire nuove abitudini di vita tuttavia non è mai un'evoluzione semplice; "Salute & Vitalità" è l'opportunità per assumere il controllo del tuo corpo e della tua mente in un modo nuovo, completo e con tutto il piacere e la soddisfazione di imprimere una svolta alla qualità della tua vita. Questo seminario è disponibile anche in versione Video Corso al sito www.sceglidistarbene.com

Ulteriori risorse:

➢ Ti consiglio di comprare i fantastici libri del Dr. Robert O. Young, *"Sick & Tired"* e *"The pH Miracle for Diabetes"*, che sono davvero rivoluzionari! Le informazioni contenute in questi testi hanno sconvolto la medicina e l'alimentazione tradizionali, e ti inducono a riflettere su una nuova prospettiva di salute e di come trattare le malattie. Con questi libri il Dr. Young ha creato un vero e proprio sistema per il futuro del vivere sano.

Appendice II – Analisi cellulare del sangue

È il tuo terreno un ambiente pulito dove il sangue fluisce e i piccoli organismi amici fanno il loro giusto lavoro, o è un ambiente ostile, congestionato e pieno di organismi patogeni e sostanze tossiche?

Non devi tirare a indovinare se vuoi sapere se la tua salute sta migliorando, puoi guardare tu stesso le fotografie.

L'analisi del sangue vivo *(o microscopia in campo scuro - "Darkfield Microscopy")* è un metodo unico di analizzare il sangue attraverso un microscopio che permette di avere una **visione profonda** dell'interno del corpo. Questo test usa una goccia di sangue prelevata dal polpastrello e, attraverso uno strumento conosciuto come microscopio in campo scuro, viene proiettata un'immagine molto chiara su un monitor dove si può facilmente constatare lo stato di salute dei globuli.

La microscopia in campo oscuro è un metodo molto efficace di osservazione del sangue vivo, contrariamente ai metodi tradizionali che uccidono completamente le cellule con il colorante. Tra l'altro, mezz'ora dopo che le cellule sono state prelevate dal corpo muoiono, per cui non rivelano quelle informazioni che si possono ottenere invece attraverso l'analisi delle cellule vive, come ad esempio l'attività del sistema immunitario.

In questa foto puoi vedere dei globuli rossi sani (le cellule blu sono i globuli bianchi).

Vedi come le cellule sono distanziate tra di loro? In questo modo il sangue può scorrere liberamente in tutto il corpo ed entrare nei piccoli capillari per portare energia a tutte le parti del corpo. Come di sicuro ti ricorderai, le cellule del tuo sangue hanno una

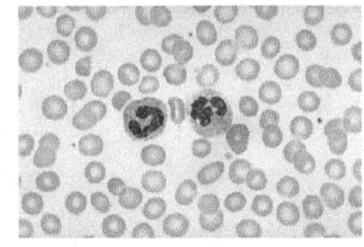

carica negativa all'esterno e una positiva all'interno: questo è ciò che le rende sane e distanziate l'una dall'altra. Tuttavia, se il tuo corpo diventa troppo acido, il sangue viene privato della sua carica negativa e, di conseguenza, i tuoi globuli non hanno più la forza repulsiva che li teneva separati e finiscono per ammassarsi, come vedi in quest'altra foto.

Quando il tuo sangue si coagula in questo modo, non riesce più a entrare in tutti i minuscoli capillari del tuo corpo per fornire l'ossigeno necessario. *Quindi, cosa succede in un corpo dove i globuli rossi sono rimasti in queste condizioni per qualche anno?* Non bisogna essere scienziati nucleari per capirlo: i tessuti del corpo sono privi di ossigeno, e di conseguenza ci si ammala. Questo tra l'altro è anche il motivo principale per cui la maggior parte della gente si sente sempre stanca e sente il bisogno di dormire più a lungo.

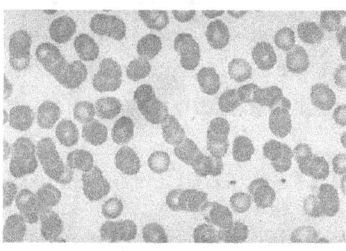

Appendice III – Il potere dell'erba di grano

Il succo di erba di grano è un succo vegetale ottenuto pressando le pianticelle di grano nella prima fase della loro crescita, in cui sono ricche di clorofilla, vitamine naturali, minerali, enzimi ed energia.

I fantastici benefici dell'erba di grano

> La proprietà più importante dell'erba di grano è che è costituita per il 70% da clorofilla, che aiuta a purificare e pulire il sangue, a bloccare la crescita di batteri cattivi e a migliorare le funzioni dei vari organi nel corpo.

Il succo di erba di grano contiene la maggior parte **delle vitamine e dei minerali** di cui hai bisogno per una salute ottimale. È un pasto completo, ricco di proteine e di grandi quantità di enzimi. L'erba di grano è anche una ricca fonte di calcio, ferro, magnesio, fosforo, potassio, sodio, zolfo, cobalto e zinco.

La clorofilla è il primo prodotto della luce, per cui contiene più energia di ogni altro elemento. L'erba di grano è costituita per il 70% da clorofilla, che è un po' come se fosse il sangue delle piante, e svolge un ruolo importante nella ricostruzione del corpo.

La molecola di clorofilla assomiglia molto a quella dell'emoglobina, l'unica differenza è che la clorofilla contiene magnesio, mentre l'emoglobina contiene ferro. La struttura molecolare di queste due sostanze è quasi identica sotto quasi tutti gli altri aspetti.

Costruisce il sangue. È stato dimostrato che il succo di erba di grano accelera la produzione di globuli rossi che, come ricorderai, portano l'ossigeno a tutte le cellule del corpo.

Inoltre l'erba di grano pulisce il corpo, guarisce le cicatrici formate nei polmoni, lava via i residui di farmaci dal corpo, purifica il sangue e gli organi e drena il sistema linfatico, che porta via gli acidi e le tossine dalle cellule. La clorofilla arresta la crescita e lo sviluppo dei batteri cattivi e aiuta a distruggere i radicali liberi.

L'xerba di grano di per sé è un alimento completo. Mezzo chilo di erba di grano fresco ha un valore nutrizionale equivalente a 10 chilogrammi di altre verdure da orto.

Dosaggio consigliato:

Comincia con 30 milligrammi alla volta, e aumenta man mano. L' erba di grano è un potente "disintossicante" del fegtato e dell'intestino crasso, per cui si dovrebbe aumentare *gradualmente* la dose, da 30 milligrammi al giorno a 140-170 milligrammi nell'arco della giornata.

Come la si può trovare?

La si può trovare sotto forma di tavolette o in polvere, tuttavia la "spremuta" fresca è la cosa migliore.

Tabella di alcalinità degli alimenti

Categoria alimentare	Alimento	Grado di alcalinità <-- molto acido – molto alcalino -->					
Bibite e bevande	Birra	X					
Bibite e bevande	Caffè	X					
Bibite e bevande	Bevande sostitutive del caffè			X			
Bibite e bevande	Succo di frutta (naturale)			X			
Bibite e bevande	Succo di frutta (dolcificato)	X					
Bibite e bevande	Liquore	X					
Bibite e bevande	Soda/Bevande gassate dolcificate		X				
Bibite e bevande	Tè (nero)	X					
Bibite e bevande	Tè (alle erbe, verde)				X		
Bibite e bevande	Acqua (Fiji, Hawaii, Evian)				X		
Bibite e bevande	Acqua (frizzante)		X				
Bibite e bevande	Acqua (dalla fonte)			X			
Bibite e bevande	Vino		X				
Carne, pollame e pesce	Manzo	X					

Carne, pollame e pesce	Bufalo		x			
Carne, pollame e pesce	Pollo		x			
Carne, pollame e pesce	Albume		x			
Carne, pollame e pesce	Uova (intere)		x			
Carne, pollame e pesce	Anatra		x			
Carne, pollame e pesce	Pesce d'acqua fresca		x			
Carne, pollame e pesce	Fegato			x		
Carne, pollame e pesce	Pesce d'oceano		x			
Carne, pollame e pesce	Ostriche			x		
Carne, pollame e pesce	Maiale	x				
Carne, pollame e pesce	Sardine (in scatola)	x				
Carne, pollame e pesce	Tonno (in scatola)	x				
Carne, pollame e pesce	Vitello	x				
Cereali e Legumi	Riso basmati			x		
Cereali e Legumi	Riso integrale		x			
Cereali e Legumi	Farina di grano saraceno				x	
Cereali e Legumi	Bulgur			x		
Cereali e Legumi	Couscous			x		

Cereali e Legumi	Soia granulare *(cotta, macinata)*					X	
Cereali e Legumi	Grano duro kamut				X		
Cereali e Legumi	Lenticchie				X		
Cereali e Legumi	Fagiolo di lima					X	
Cereali e Legumi	Avena			X			
Cereali e Legumi	Farina di soia				X		
Cereali e Legumi	Lecitina di soia *(pura)*						X
Cereali e Legumi	Noccioline di soia *(semi di soia bagnati e poi seccati)*						X
Cereali e Legumi	Semi di soia *(freschi)*					X	
Cereali e Legumi	Farro				X		
Cereali e Legumi	Tofu				X		
Cereali e Legumi	Grano		X				
Cereali e Legumi	Semi di fagiolo					X	
Condimento	Ketchup		X				
Condimento	Maionese		X				
Condimento	Miso		X				
Condimento	Mostarda		X				
Condimento	Salsa di soia		X				
Dolci e dolcificanti	Nettare di agave			X			
Dolci e dolcificanti	Zuccheri derivati dall'alcol (xilitolo e gli altri saccaridi)		X				
Dolci e	Dolcificanti artificiali	X					

Categoria	Alimento						
dolcificanti							
Dolci e dolcificanti	Sciroppo di malto di orzo		x				
Dolci e dolcificanti	Zucchero di barbabietola	x					
Dolci e dolcificanti	Sciroppo di riso integrale		x				
Dolci e dolcificanti	Cioccolato	x					
Dolci e dolcificanti	Dolcificante di malto di orzo del Dr. Bronner		x				
Dolci e dolcificanti	Succo di zucchero di canna		x				
Dolci e dolcificanti	Fruttosio		x				
Dolci e dolcificanti	Halva (dolce di semi di sesamo tritati)	x					
Dolci e dolcificanti	Miele		x				
Dolci e dolcificanti	Sciroppo di acero		x				
Dolci e dolcificanti	Melassa	x					
Dolci e dolcificanti	Zucchero (bianco)	x					
Dolci e dolcificanti	Canna da zucchero	x					
Dolci e dolcificanti	Zucchero turbinado		x				
Frutta	Bacche di acai		x				
Frutta	Mela		x				
Frutta	Albicocca		x				
Frutta	Albicocca (secca)		x				
Frutta	Avocado (proteina)				x		
Frutta	Banana (matura)	x					

Frutta	Banana (acerba)				x		
Frutta	Ribes nero			x			
Frutta	Mora			x			
Frutta	Mirtillo			x			
Frutta	Ciliegia, aspra				x		
Frutta	Ciliegia, dolce			x			
Frutta	Mandarino			x			
Frutta	Cocco fresco				x		
Frutta	Mirtillo rosso			x			
Frutta	Ribes			x			
Frutta	Dattero			x			
Frutta	Dattero (secco)			x			
Frutta	Succo di fico in polvere			x			
Frutta	Fico (secco)				x		
Frutta	Fico (crudo)				x		
Frutta	Limone fresco					x	
Frutta	Uva spina (matura)			x			
Frutta	Pompelmo			x			
Frutta	Uva (matura)			x			
Frutta	Prugna italiana			x			
Frutta	Lime					x	
Frutta	Mandarino		x				
Frutta	Mango			x			
Frutta	Pesca noce			x			
Frutta	Arancia			x			
Frutta	Papaia			x			
Frutta	Pesca			x			
Frutta	Pera			x			
Frutta	Ananas	x					
Frutta	Melograno			x			
Frutta	Lampone		x				
Frutta	Ribes rosso			x			

Categoria	Alimento					
Frutta	Biancospino	x				
Frutta	Fragola		x			
Frutta	Pomodoro				x	
Frutta	Anguria		x			
Frutta	Prugna gialla		x			
Frutta secca	Mandorla				x	
Frutta secca	Burro di mandrole (crudo)			x		
Frutta secca	Noci brasiliane		x			
Frutta secca	Anacardi		x			
Frutta secca	Nocciole		x			
Frutta secca	Noci di macadamia (crude)		x			
Frutta secca	Burro di arachidi (crudo, organico)	x				
Frutta secca	Arachidi	x				
Frutta secca	Pinoli (crudi)			x		
Frutta secca	Pistacchi	x				
Frutta secca	Noci		x			
Grassi e oli	Olio di borragine			x		
Grassi e oli	Burro		x			
Grassi e oli	Olio di cocco (crudo)			x		
Grassi e oli	Olio di fegato di merluzzo		x			
Grassi e oli	Olio di mais		x			
Grassi e oli	Olio di semi di lino			x		
Grassi e oli	Margarina	x				
Grassi e oli	Lipidi marini			x		
Grassi e oli	Olio di oliva			x		
Grassi e oli	Olio di sesamo			x		
Grassi e oli	Olio di girasole		x			
Latticini	Siero			x		
Latticini	Formaggio (di tutti i tipi di latte)	x				
Latticini	Panna		x			
Latticini	Latte (non pastorizzato)		x			

		1	2	3	4	5
Latticini	Latte (pastorizzato)	x				
Latticini	Yogurt (dolcificato)	x				
Latticini	Yogurt (non dolcificato)		x			
Pane	Tortillas di grano	x				
Pane	Pane di segale		x			
Pane	Pane lievitato	x				
Pane	Biscotti bianchi		x			
Pane	Pane bianco	x				
Pane	Pane integrale		x			
Radici	Carota			x		
Radici	Barbabietola rossa fresca				x	
Radici	Kohlrabi (varietà di cavolo)			x		
Radici	Ravanello			x		
Radici	Cavolo				x	
Radici	Rapa nera			x		
Radici	Patata dolce				x	
Radici	Patata		x			
Radici	Rapa			x		
Radici	Patata americana			x		
Semi	Orzo		x			
Semi	Semi di cumino			x		
Semi	Semi di finocchio			x		
Semi	Semi di lino		x			
Semi	Semi di zucca		x			
Semi	Semi di sesamo			x		
Semi	Semi di girasole		x			
Semi	Semi di grano	x				
Vari	Cibi in scatola	x				
Vari	Cereali (tipo Kellogg's, ecc.)	x				
Vari	Humus		x			
Vari	Latte di riso		x			
Vari	Pappa reale			x		

Categoria	Alimento						
Vari	Proteine di soia in polvere		x				
Vari	Surrogato di carne di semi di soia		x				
Vari	Siero di latte in polvere		x				
Verdura	Erba medica				x		
Verdura	Erba medica selvatica					x	
Verdura	Carciofo				x		
Verdura	Asparago				x		
Verdura	Melanzana			x			
Verdura	Orzo selvatico					x	
Verdura	Basilico				x		
Verdura	Peperone (tutti i colori)			x			
Verdura	Alga verde blu		x				
Verdura	Cavolo cinese			x			
Verdura	Cavolini di Bruxelles			x			
Verdura	Verza fresca				x		
Verdura	Verdura in scatola	x					
Verdura	Cavolfiore			x			
Verdura	Peperoncino di Caienna				x		
Verdura	Sedano				x		
Verdura	Erba cipollina			x			
Verdura	Coriandolo				x		
Verdura	Verdura cotta (tutti i tipi)		x				
Verdura	Cetriolo, fresco					x	
Verdura	Gramigna					x	
Verdura	Indivia, fresca				x		
Verdura	Fagioli verdi				x		
Verdura	Verdura surgelate	x					
Verdura	Aglio				x		
Verdura	Zenzero				x		
Verdura	Ginseng			x			
Verdura	Cavolo verde *(Raccolto di dicembre)*			x			

Verdura	Cavolo verde *(Raccolto di marzo)*				x		
Verdura	Rafano				x		
Verdura	Rapa messicana						x
Verdura	Ravizzone						x
Verdura	Erba di grano kamut						x
Verdura	Insalata di valerianella				x		
Verdura	Porro (bulbi)				x		
Verdura	Lattuga				x		
Verdura	Funghi		x				
Verdura	Verdure della mostarda				x		
Verdura	Cipolla				x		
Verdura	Origano					x	
Verdura	Pastinaca				x		
Verdura	Piselli, freschi				x		
Verdura	Piselli, maturi				x		
Verdura	Peperoncino				x		
Verdura	Verdure sottaceto	x					
Verdura	Zucca (cruda)				x		
Verdura	Cipolla cruda				x		
Verdura	Cavolo rosso				x		
Verdura	Gambi di rabarbaro				x		
Verdura	Cavolo cappuccino				x		
Verdura	Verdura di mare				x		
Verdura	Alghe (palmaria palmata, kombu, nori, ecc.)				x		
Verdura	Equiseto						x
Verdura	Crauti		x				
Verdura	Germogli di soia						x
Verdura	Spinaci					x	
Verdura	Germogli (tutti i tipi)						x
Verdura	Zucchine (tutti i tipi, crudi)				x		
Verdura	Timo				x		

Verdura	Pomodori (crudi)				x	
Verdura	Pomodori (essiccati)		x			
Verdura	Erba di grano					x
Verdura	Cavolo bianco				x	
Verdura	Lievito		x			
Verdura	Zucchina				x	

Breve Bibliografia

Proponiamo, qui di seguito, solo alcuni dei tanti testi e articoli scientifici consultati per la redazione di quest'opera. Vi invitiamo, inoltre, a visionare il materiale distribuito attraverso i nostri siti ed a prendere contatto con il nostro istituto per esigenze di ricerca specifiche ed a leggere gli altri libri e E-books scritti o coautorati da Matt Traverso, disponibili nelle principali librerie internazionali (Amazon.com, etc.) o acquistabili anche direttamente presso la nostra scuola di formazione.

BIBLIOGRAFIA

The Ph Miracle Miracle. By Dr Robert O. Young

The Ph Miracle Miracle for Diabetics. By Dr Robert O. Young

Alkalize or Die. By Theodore A. Baroody

Reverse Aging. By Sang Y. Whang

How to Halt Diabetes in 25 Days. By Mike Adams

The Truth About the Drug Companies: How They Deceive Us and What to Do About It. By Marcia Angell, MD

Our Daily Meds: How the Pharmaceutical Companies Transformed Themselves into Slick Marketing Machines and Hooked the Nation on Prescription Drugs. By Melody Petersen

Death by Medicine. By Gary Null, Ph.D., Carolyn Dean MD, Martin Feldman, MD; Debora Rasio, MD; and Dorothy Smith, PhD

Il Tradimento della Medicina. By Alberto R. Mondini

Inside the FDA: The Business and Politics Behind the Drugs We Take and the Food We Eat. By Fran Hawthorne

Disease-Mongers: How Doctors, Drug Companies, and Insurers Are Making You Feel Sick. By Lynn Payer

Reclaiming Our Health: Exploding the Medical Myth and

Embracing the Sources of True Healing. By John Robbins

Medisin. By Scott Whitaker

The Medical Mafia: How to Get Out of It Alive and Take Back Our Health & Wealth. By Guylaine Lanctot

Selling Sickness: How the World's Biggest Pharmaceutical Companies Are Turning Us All into Patients. By Ray Moynihan

On the Take: How Medicine's Complicity with Big Business Can Endanger Your Health. By Jerome P. Kassirer

Generation Rx: How Prescription Drugs Are Altering American Lives, Minds, and Bodies. By Greg Critser

The Hundred-Year Lie: How to Protect Yourself from the Chemicals That Are Destroying Your Health. By Randall Fitzgerald

Politics in Healing: The Suppression & Manipulation of American Medicine. By Daniel Haley

Overdosed America: The Broken Promise of American Medicine. By John Abramson

What Doctors Don't Tell You: The Truth About The Dangers Of Modern Medicine. By Lynne Mctaggart

The China Study: The Most Comprehensive Study of Nutrition Ever Conducted and the Startling Implications for Diet, Weight Loss and Long-term Health. By T. Colin Campbell

How to free yourself of ANY disease, stop fatigue, and create unstoppable energy in

your life. By Kacper M. Postawski

Lessons from the Miracle Doctors. By Jon Barron

You Are What You Eat Cookbook. By Gillian McKeith

Patrick Holford's New Optimum Nutrition Bible: The Book You Have to Read If You Care About Your Health. By Patrick Holford

Eating right for your Heart, Blood Pressure, Angina & Reducing your blood cholesterol. The British Heart Foundation: 1999.

The Optimum Nutrition Cookbook. By Patrick Holford & Judy Ridgway

Gut Instinct: What Your Stomach Is Trying to Tell You: 7 Easy Steps to Health and Healing. By Pierre Pallardy

Anatomy & Physiology for Holistic Therapists. By Francesca Gould

Heal Your Body. By Louise L. Hay

Ageless Body, Timeless Mind - Deepak Chopra, M.D.

Perfect Health. By Deepak Chopra

Quantum Healing - Deepak Chopra, M.D.

The Universe in a Nutshell - Stephen Hawking

The Universe in a Single Atom - Dalai Lama

Holographic Universe - Michael Talbot

Prescription for Nutritional Healing: A Practical A-Z Reference to Drug-Free Remedies Using Vitamins, Minerals,

Herbs and Food Supplements. By James F. Balch

Key Topics in Public Health: Essential Briefings on Prevention and Health Promotion. By Linda Ewles

Cure the Incurable. By Mikhail Tombak

The Journal Of The American Medical Association- jama.ama-assn.org

British Medical Journal- bmj.bmjjournals.com/

The DRUG STORY. By Morris A. Bealle

Drug Company Cover-
www.wanttoknow.info/drugcompanycoverup

A Pill For Every Ill- www.newint.org/issue165/corrupt.htm

Case Notes On Corruption. By Philippe Rivière

The Dr. Rath Health Foundation | Responsibility for a healthy world. - www4.dr-rathfoundation

Can we prevent anc cure most disease by nutrition? A Discussion of Dr. Aajonus Vonderplantiz's Primal Diet

org/PHARMACEUTICAL_BUSINESS/pharmaceutical_industry.htm

www.newstarget.com/001372.html

Five Minutes to Midnight - September 2004 - Pharmaceutical Corruption. By Anthony-George D'Andrea: i2r.org/fmm/issues/september2004/article1.html

www.transparency.org/global_priorities/health/pharmaceutical_ind ustry

Issues Corruption For Profit: www.bergen.org/AAST/Projects/ Forum/Issues/Papers/Pharmaceu-Mallin.html

The case against dairy - pediatrician denounces milk products - Interview

Vegetarian Times, Oct, 1998. By Suzanne Gerber

Hume, E Douglas, Pasteur Exposed - The False Foundation of Modern Medicine. Bookreal (Australia - 5th Ed.1989)

Hume, E Douglas, Bechamp or Pasteur: A Lost Chapter in the History of Biology. Belle Fourche, South Dakota. By Kessinger Publishing Company 1996.

The Case Against Milk. By Sheila Buff

The Case Against Milk. By Dr John McDougall

Cow's milk allergy: prevalence and manifestations in an unselected series of newborns. By Gerrard JW, MacKenzie JW, Goluboff N, Garson JZ, Maningas CS.

The Great "HIV" Hoax & "The Cancer Research Business and the Non-Lethal Alternatives." By Patrick Rattigan ND

ESSIAC: Nature's Cure for Cancer. By Elisabeth Robinson

An interview with Dr.Gary L. Glum: Wildfire magazine, Vol. 6, No. 1.

Bross, Irwin, Ph.D., "Animals in Cancer Research: A Multibillion Dollar Fraud," The A-V Magazine, Nov. 1982.

Press Release Source: BlacksforProp86.org: Former US Surgeon General David Satcher Supports Prop 86; Strikes Back at Big Tobacco

Control High Blood Pressure Without Drugs: A Complete Hypertension Handbook by Robert Rowan, Constance Schrader

Food Is Better Medicine Than Drugs: The Drug-free Guide to Feeling Better, Living Longer and Staying Free from Disease by Patrick Holford and Jerome Burne

Hidden Food Allergies: Is What You Eat Making You Ill?. By Patrick Holford & James Braly

What to Eat if You Have Cancer. By John A. Lung

Foods, Phytonutrients, and Health: Agricultural Research, March, 1998 Carla R. Fjeld

Phytonutrients: Medicinal Nutrients Found in Food. By Beth M. Ley

Longevity: Eat less, live more: Apr 20th 2006. From *The Economist* print edition

My Anti-Candida Diet and Natural Treatments. By Dr. John Dommisse

The Oxygen Breakthrough: 30 Days to an Illness-Free Life. By Sheldon Saul Hendler

Diet And Health In The Bible:
http://www.aggelia.com/htdocs/health.shtml

Nutrition and Immunity: You Are What You Eat. By Jennifer Muir Bowers, M.S., R.D., C.N.S.D. 2002

Diet for a New America: How Your Food Choices Affect Your Health, Happiness and the Future of Life on Earth. By John Robbins

Top Ten Alkaline Weight Loss Tips For Busy People. By Michael Murray

How To Make People Like You In 90 Seconds Or Less. By Nicholas Boothman

Secrets Of Radical Manifestation. By Colin Tipping

The Healing Power Of Water. By Mike Adams

Information taken from John Robbins, Diet for a New America (Walpole, N.H.: Stillpoint Publishing, 1987)

Your Bodies many cries for water. By Dr Fereydoon Batamanghelidj

Healing Foods: Nutrition for the Mind, Body, and Spirit. By Michael Van Straten & Michael Van Straten

How to stop dieting forever. By Dr Martin Katahn

The 10-Day Relaxation Plan. By Dr Eric Trimmer

The Oxford Health Alliance: Confronting the Epidemic of Chronic Disease: http://www.oxha.org/alliancealert/2006-q1-jan2013march/freshstuff.2006-02-27.3529959464/

Herb Care, Healthy Herbal Alternatives: http://www.herb-care.com/gpage.html

Stop Cancer: Alternative Cancer Treatments, The Perfect Health Foundation Cancer Report

http://www.stopcancer.com/cancer&ph1a.

Optimum Nutrition: Medicine for the Future: www.trans4mind.com/nutrition/pH.html

Connective Tissue Disorder Site. By Sandy Simmons, www.ctds.info/acidic-foods.html

Advanced Health Plan With Natural Cure From Advanced Scientific Health Research:

www.advancedhealthplan.com/foods.html

Alkalize Your Body: Vibrant Health & Energy Begins With PH Balance: www.ph-ion.com

Alternative Health News: Health Lies Exposed: http://www.healthliesexposed.com/

The Rosicrucian Fellowships: An Association Of Christian Mystic:

http://www.rosicrucian.com/zineen/pamen024.htm

Team Tools: One Bright Idea After Another:

http://www.teamtools.ca/focusongrowth/catalog/browse.php?cid=F
GUSA&tab=BOOK

The Acid-Alkaline Diet for Optimum Health: Restore Your
Balance by Creating PH Balance in Your Diet. By Christopher
Vasey

Office for Medical Information: http://medinfo.ufl.edu/pa/chuck/
fall/handouts/injury.htm

Snyder Health: People Helping People, Help Themselves-
http://www.snyderhealth.com/summary_Young.htm

http://educate-yourself.org/

http://www.snyderhealth.com/faq.htm

http://www.trans4mind.com/nutrition/pH.html

http://www.vegetarian.org.uk/whitelies/report01.html

http://www.nda.ox.ac.uk/wfsa/html/u13/u1312_03.htm

http://www.greens4life.com/

http://www.wrongdiagnosis.com/c/chronic/intro.htm

http://www.trans4mind.com/explore/health/index.html

http://aaknowledge.com/alternative/17496.php

http://www.superfeature.com/

http://paleodiet.com/

http://www.watercure.com/scientific.html

http://www.yourhealthonline.com/

http://www.bava.pwp.blueyonder.co.uk/articles.html

http://circ.ahajournals.org/cgi/content/short/113/6/e85

http://www.prb.org/

http://en.wikipedia.org/wiki/Pharmaceutical_industry

http://www.motivational-inspirational-
corner.com/getquote.html?startrow=11&categoryid=139

http://www.drwaynedyer.com/articles/wise.php